# Umwelt und Allergien

Allergene erkennen, vermeiden, ausleiten

In dieser Reihe sind bereits erschienen:

Starkes Immunsystem – weniger Infekte
Gesunde Haut mit Homöopathie
Gesunde Tiere durch Homöopathie und Antihomotoxische Medizin
Stoffwechsel o.k. – Gesundheit o.k.
Die homöopathische Hausapotheke
Schweinefleisch als Krankmacher?
Gesund durch Entgiftung

# Umwelt und Allergien

## Allergene erkennen, vermeiden, ausleiten

Dr. med. Inge Kelm-Kahl

RATGEBER ANTIHOMOTOXISCHE MEDIZIN

Meinen Kindern gewidmet
In Erinnerung an Mümmel

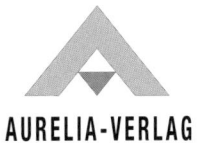

AURELIA-VERLAG

Dr. med. Inge Kelm-Kahl
Römerstraße 61
65205 Wiesbaden


Die Deutsche Bibliothek - CIP-Einheitsaufnahme

**Kelm-Kahl, Inge:**
Umwelt und Allergien : Allergene erkennen, vermeiden,
ausleiten / Inge Kelm-Kahl. – 1. Aufl. – Baden-Baden :
Aurelia-Verl., 2000
(Ratgeber Antihomotoxische Medizin)
ISBN 3–922907–79–2

© Copyright 2000 by Aurelia-Verlag GmbH
Postfach 10 00 45, D-76481 Baden-Baden
Dr.-Reckeweg-Straße 2–4, D-76532 Baden-Baden
E-Mail: info@aurelia-verlag.de
http://www.aurelia-verlag.de

*Gestaltung:* Maximilian Krauß
*Lektorat:* Aina Sylvester
*Druck:* Franz W. Wesel, Druckerei und Verlag, Baden-Baden
Printed in Germany
1. Auflage 2000
ISBN 3-922907-79-2

# Inhalt

# Vorwort

Autos, Flugzeuge, Handys, Computer, Haushaltsmaschinen oder chemische Hilfsmittel – moderne Errungenschaften unserer Zeit erleichtern viele Dinge oder machen sie überhaupt erst möglich. Übersehen wird dabei jedoch die Kehrseite der Medaille: Autoabgase, Elektrosmog, mit Chemie überfrachtete Nahrungsmittel oder Innenräume bergen Schadstoffe, die von den Entgiftungssystemen des Organismus kompensiert werden müssen – zusätzlich zu all den Belastungen, die bereits im normalen Lebensprozess bewältigt werden müssen. Kein Wunder, dass die Stoffwechselsysteme diesen Anforderungen oft nicht gewachsen sind. Überempfindlichkeitsreaktionen und Allergien sind ein deutliches Anzeichen für diese Überforderung.

Allergien und Überempfindlichkeitsreaktionen haben in den vergangenen Jahren stark zugenommen. Kinder und Erwachsene sind gleichermaßen betroffen. Fast jeder fünfte Deutsche plagt sich im Frühjahr und Sommer mit Heuschnupfen herum, andere leiden an Kontaktekzemen, Nahrungsmittelallergien oder an allergischem Asthma. Oftmals „wandern" auch die Symptome, zum Beispiel vom Heuschnupfen zum Kontaktekzem.

Die gängigen medizinischen Therapien erfüllen nicht immer die Erwartungen der Betroffenen. So ergab eine Umfrage der Deutschen Angestellten Krankenkasse (DAK) unter 1000 Allergiekranken, dass jeder Vierte bereits bei 3–6 Ärzten wegen seiner Beschwerden in Behandlung war. Und 91 Prozent der Befragten hatten schon „alternative" Therapiemethoden ausprobiert, weil sie mit der konventionellen medizinischen Behandlung nicht hinreichend zufrieden waren.

Die positiven Auswirkungen einer ganzheitlichen „Systemsanierung" auf das allergische Geschehen habe ich im Erfahrungsaustausch mit Ärzten und Therapeuten immer wieder bestätigt bekommen. Auf medizinischen Kongressen merkt man, dass in der Allergietherapie etwas in Bewegung gekommen ist, das insbesondere entgiftende, also Antihomotoxische Behandlungen eindeutig favorisiert.

Die Antihomotoxische Therapie, eine spezielle Form der Homöopathie, hat sich in der Allergietherapie als wichtige Behandlungsmethode erwiesen. Denn ihr Wirkprinzip setzt genau dort an, wo eine Allergie entsteht: bei den Schadstoffen oder Giften im Körper, die den Organismus belasten. Die konsequente Entgiftung des Körpers ist zentraler Bestandteil der Antihomotoxischen Therapie, ergänzt durch Abwehr und Organe stärkende sowie Symptome lindernde homöopathische Mittel. Auch im eigenen Familienkreis habe ich bei Allergien positive Erfahrungen mit Antihomotoxischen Arzneimitteln gemacht. Das alles hat mich bewogen, diesen Ratgeber zu schreiben.

Mein Wunsch hierbei ist, den vielen, von allergischen Reaktionen betroffenen Menschen, ihren Angehörigen und allen Interessierten aufzuzeigen, dass man viel tun kann, um einerseits vorbeugend die Schadstoffbelastung so gering wie möglich zu halten. Andererseits kann jeder Mensch seinen Organismus so unterstützen, dass er mit Schadstoffen leichter fertig wird. Denn dann besteht für den Organismus kein Grund mehr zu „Überreaktionen".

Wiesbaden, Mai 2000            Dr. med. Inge Kelm-Kahl

# 1 Allergie – das Immunsystem schießt mit Kanonen auf Spatzen

Aussagen wie „Ich bin allergisch", „Meine Haut ist sehr sensibel" verwundern heute niemanden mehr, ja, gehören fast schon zum allgemeinen Sprachgebrauch. In den Industrieländern haben Allergien und Überempfindlichkeitsreaktionen in den letzten Jahren deutlich zugenommen. Heuschnupfen, tränende Augen, juckende Hautstellen – viele Menschen sind davon geplagt.

Die konventionelle Medizin hat zur Linderung der Symptome einige wirkungsvolle Therapien entwickelt. Die Ursachen der allergischen Reaktionen werden hierdurch jedoch nicht behoben. Und da eine Allergie meist zu einer Langzeitbeschwerde wird, sind viele Betroffene auf der Suche nach Behandlungsformen, die an den Ursachen ansetzen. Hier bietet die biologische Medizin wirkungsvolle Therapiemethoden, deren Schwerpunkte unter anderem auf Entgiftung und Immunsystemstärkung liegen. Da sich die Therapieansätze der konventionellen und biologischen Medizin zum Teil gut ergänzen können, werden heutzutage auch beide Methoden sinnvoll kombiniert.

*In den Industrieländern sind immer mehr Menschen von Allergien betroffen*

Die Wirkungsweise der biologischen Therapien gegen Allergien ist leicht nachzuvollziehen. Sie leitet sich direkt von den Gegebenheiten und Funktionsweisen des Organismus ab. Wenn klar ist, wie der Organismus auf Schadstoffe reagiert und welche Folgen daraus entstehen können, dann ist ebenso verständlich, an welchem Punkt eine Selbsthilfemaßnahme oder Therapie ansetzen muss, um einen Teufelskreis zu unterbrechen.

## 1.1    Freund oder Feind – das ist die Frage

Was verbirgt sich hinter dem Begriff Allergie? Allergien sind
fehlgeleitete, überschießende Immunreaktionen. Das Wort
„Allergie" (griech. allo = anders, fremd / ergin = Arbeit)
bedeutet „andere Reaktion" und bezeichnet eine Überempfind-
lichkeit auf an sich harmlose Substanzen. Das Immunsystem
(Abwehrsystem) erkennt in ihnen fälschlicherweise einen
„Feind" und leitet Abwehrreaktionen in die Wege.

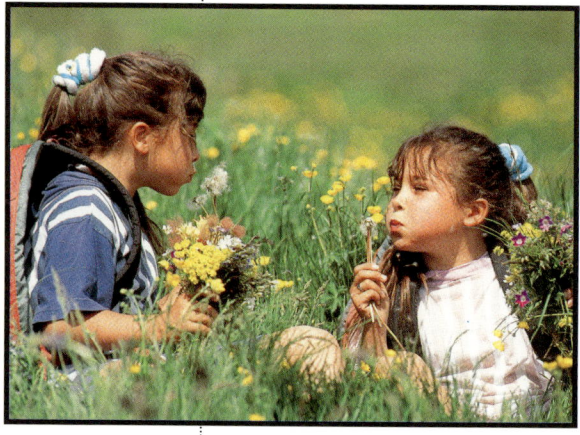

Normalerweise passiert
Folgendes, wenn der Orga-
nismus mit einem Stoff in
Kontakt kommt: Das
Immunsystem prüft, ob der
Stoff „körpereigen", also
harmlos ist, oder „körperfremd", also neutralisiert
und entsorgt werden muss.
Ist er „körperfremd", wird
dann noch entschieden, ob
die Neutralisation und

Abb. 1:
Freude an der
blühenden Natur – die
biologische Medizin
kann dazu beitragen

Entsorgung auf normale Art erfolgen kann, oder ob der Stoff
nicht nur „fremd", sondern gleichzeitig auch bedrohlich ist, was
erfordert, dass in verstärktem Maß das Abwehrsystem aktiviert
werden muss. Das Abwehrsystem reagiert auf den „körper-
fremden" Stoff (Antigen), indem es einen genau passenden
Abwehrstoff (Antikörper) bildet. Antigen und Antikörper passen
zusammen wie Schlüssel und Schloss. Sie bilden einen neuen
Komplex, den Antigen-Antikörper-Komplex, in welchem das
Antigen „in Handschellen" liegt. So kann es neutralisiert,
vernichtet und ausgeschieden werden. Auf diese Weise wehrt der

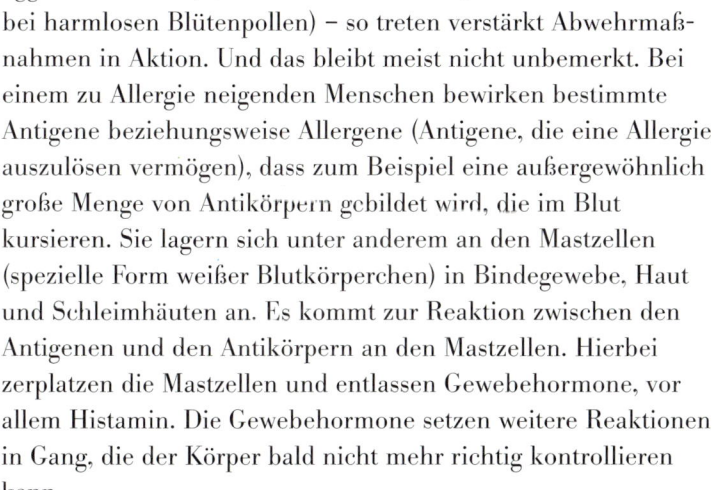

Körper permanent Fremd- und Schadstoffe ab, ohne dass der Mensch das bemerkt.

Wenn jedoch das Antigen als bedrohlich erkannt wurde – sei es zu recht (z.B. bei aggressiven Viren) oder fälschlicherweise (z.B. bei harmlosen Blütenpollen) – so treten verstärkt Abwehrmaßnahmen in Aktion. Und das bleibt meist nicht unbemerkt. Bei einem zu Allergie neigenden Menschen bewirken bestimmte Antigene beziehungsweise Allergene (Antigene, die eine Allergie auszulösen vermögen), dass zum Beispiel eine außergewöhnlich große Menge von Antikörpern gebildet wird, die im Blut kursieren. Sie lagern sich unter anderem an den Mastzellen (spezielle Form weißer Blutkörperchen) in Bindegewebe, Haut und Schleimhäuten an. Es kommt zur Reaktion zwischen den Antigenen und den Antikörpern an den Mastzellen. Hierbei zerplatzen die Mastzellen und entlassen Gewebehormone, vor allem Histamin. Die Gewebehormone setzen weitere Reaktionen in Gang, die der Körper bald nicht mehr richtig kontrollieren kann.

Typische Symptome für die Aktivität von Histamin sind die laufende Nase beim Heuschnupfen, die tränenden Augen bei allergischer Bindehautentzündung, die juckende Haut bei Nesselsucht oder beim Kontaktekzem oder der Asthmaanfall beim allergisch bedingten Asthma.

Es werden vier Arten von allergischen Reaktionen unterschieden:

◆ Typ I (Soforttyp)
Sofort nach dem Kontakt mit dem Allergen werden entzündungsauslösende Substanzen wie das Gewebehormon Histamin freigesetzt.

Abb. 2:
Wie Schlüssel und Schloss passen Eindringling (Antigen) und Antikörper zusammen.

◆ Typ II (Zytotoxischer Typ)
Stunden oder Tage nach dem Kontakt mit dem Allergen werden zellschädigende Substanzen aktiviert, die aber nicht nur die Antigene, sondern auch körpereigene Zellen angreifen.

◆ Typ III (Immunkomplextyp)
Die Reaktion von Antigenen (Allergenen) und Antikörpern führt nach sechs bis zwölf Stunden zur Freisetzung von bestimmten Enzymen, die allergische Reaktionen auslösen.

◆ Typ-IV-Reaktion (Spättyp)
Die Reaktion von Antigenen (Allergenen) und Antikörpern führt zu Entzündungssymptomen mit Juckreiz, und zwar nicht unbedingt im Bereich der „Eintrittspforte" des Allergens, sondern oftmals auch an ganz anderen Stellen des Körpers. Die Reaktionszeit beträgt 1–14 Tage.

**Die allergische Reaktion kann erst Tage später auftreten**

## 1.2    Der „Steckbrief" des Feindes wird gespeichert

Hat das Immunsystem einmal allergisch reagiert, so „merken" sich spezielle „Gedächtniszellen" das auslösende Allergen. Kommt der Organismus mit diesem Allergen erneut in Kontakt, so präsentieren sie blitzschnell den „Bauplan" des entsprechenden Antikörpers. Dadurch kann das Immunsystem sofort mit der Antikörperproduktion loslegen und die Abwehrreaktionen können noch schneller einsetzen als beim ersten Mal. Im Prinzip kann jeder Stoff allergisierend wirken. Von einigen Stoffgruppen ist jedoch bekannt, dass sie für Menschen mit einem sensiblen Immunsystem besondere Reizstoffe darstellen (Tab. 1). Viele dieser Stoffe lösen auch gar nicht selbst die

Allergie aus, sondern schädigen die Haut und Schleimhäute, wodurch anderen Stoffen, die eine Allergie auslösen können, der Weg geebnet wird.

Heuschnupfen, allergisches Asthma, Nesselsucht und Kontaktallergien sind die häufigsten und bekanntesten Formen einer Allergie. Oftmals „wandern" auch die Symptome, zum Beispiel vom Heuschnupfen zum Kontaktekzem. In besonders schweren Fällen kann es zu schockartigen Reaktionen kommen.

- ◆ Pollen (z.B. von Blumen, Gräsern, Bäumen)
- ◆ Tierhaare
- ◆ Hausstaub
- ◆ Schimmelpilze
- ◆ Nahrungsmittel (z.B. Milch, Getreide)
- ◆ Luftschadstoffe wie Formaldehyd
- ◆ Chemikalien
- ◆ manche Medikamente

Die allergische, überempfindliche Haut oder Schleimhaut neigt des Weiteren dazu, anfälliger für Infekte zu werden. Denn bei einer entsprechenden Vorschädigung können sich krankheitserregende Mikroorganismen leichter einnisten.

Tab. 1: Stoffgruppen, die für Menschen mit einem sensiblen Immunsystem oft Reizstoffe (Allergene) sind

Von der Allergie und chronischen Überempfindlichkeitsreaktionen abzugrenzen sind vorübergehende Unverträglichkeiten, zum Beispiel in Bezug auf manche Nahrungsmittel. Solche Unverträglichkeiten gehen meist einher mit Störungen der Darmflora und der Immunfunktion des Darms. Die Harmonisierung der Darmflora leistet in solchen Fällen gute Hilfe.

Die Neigung mancher Menschen, auf bestimmte Stoffe allergisch zu reagieren, ist zum Teil auf erbliche Veranlagung, zum Teil auf hohe Schadstoffbelastungen aus einer zunehmend chemisierten und technisierten Umwelt zurückzuführen. Weitere Ursachen werden noch erforscht.

# 2 Schadstoffe – permanente Räumungsaktion im Körper

Da eine hohe Schadstoffbelastung als wichtiger (Mit-)Verursacher von Allergien und Überempfindlichkeitsreaktionen gilt, lohnt sich eine nähere Betrachtung der körpereigenen Entgiftungsmechanismen.

**Immunsystem und Entgiftungsfunktionen arbeiten Hand in Hand**

Der menschliche Organismus ist seit jeher mit einer Umwelt konfrontiert, mit der er sich auseinander setzen muss. Im Zuge der Evolution entwickelten sich spezialisierte biologische Systeme, die ein Leben und Überleben in einer bisweilen sogar unwirtlichen Umwelt ermöglichen. Zu diesen Systemen zählt unter anderem das Immunsystem und ein komplexer Entgiftungsmechanismus. Beide arbeiten bei der Abwehr von Schadstoffen Hand in Hand.

## 2.1 Homotoxine werden „entschärft"

Der Entgiftungsmechanismus ist für die Auseinandersetzung des Organismus mit seiner Umwelt von großer Bedeutung. Denn viele artfremde Stoffe (Antigene) mit denen er tagtäglich konfrontiert wird, sind nicht nur „körperfremd", sondern mehr oder minder schädlich. Für solche Substanzen wurde der Begriff Homotoxine (= für den Menschen schädliche Stoffe/Giftstoffe) geprägt.

Homotoxine sind typische Belastungen, die aus der Umwelt auf den Körper einwirken. Bakterien, Viren, Pilzen, Parasiten, vielen chemischen Substanzen, radioaktiver Strahlung usw. – all dem ist der Organismus ausgesetzt. Homotoxine können aber auch im Körper selbst entstehen, zum Beispiel im Rahmen von Stoffwechselprozessen. Die Art der Homotoxine kann sowohl stofflich (chemisch/biochemisch) sein, als auch nichtstofflich (physikalisch/psychisch).

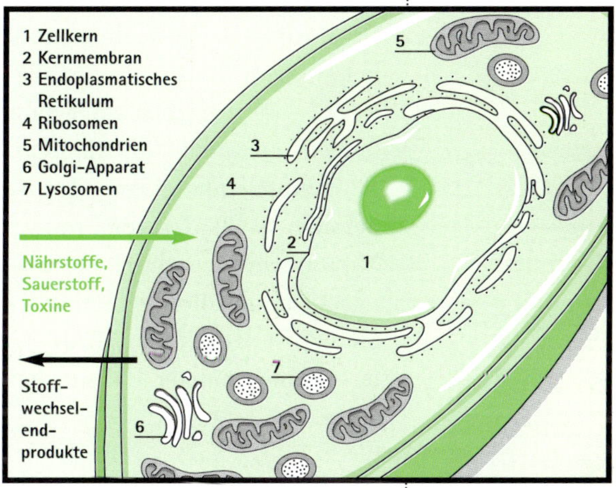

1 Zellkern
2 Kernmembran
3 Endoplasmatisches Retikulum
4 Ribosomen
5 Mitochondrien
6 Golgi-Apparat
7 Lysosomen

Nährstoffe, Sauerstoff, Toxine

Stoffwechselendprodukte

In Bezug auf Allergien und Überempfindlichkeitsreaktionen bedeutet das: Viele Homotoxine können selbst als Allergen wirken und eine Allergie auslösen, andere schädigen den Organismus so stark, dass wiederum andere Allergene leichtes Spiel haben.

Abb. 3:
In den Körperzellen werden eintreffende Nährstoffe, Toxine und Sauerstoff verarbeitet beziehungsweise entgiftet; die Endprodukte werden wieder ausgeleitet.

Die Aufgabe des Organismus hierbei ist:
1. die Homotoxine mit Hilfe seines Immunsystems abzuwehren oder unschädlich zu machen,
2. mit Hilfe seiner Entgiftungsmechanismen Homotoxine oder deren verbliebene Reste zu neutralisieren und einer Ausscheidung zugänglich zu machen,
3. mit Hilfe seiner Ausscheidungsmechanismen die „ungebetenen Gäste" hinauszubefördern.

In der Regel gelingt ihm das gut. Es gibt jedoch Situationen, in denen er überfordert ist. So kann beispielsweise eine starke Zunahme an Homotoxinen, eine allgemeine Schwächung des Körpers (z.B. durch Stress oder Krankheit) oder eine konkrete Störung in seinen Abwehr- und Entgiftungsmechanismen dazu führen, dass er der Homotoxinbelastung nicht mehr ganz Herr wird.

Der moderne Lebensstil unserer Leistungsgesellschaft bringt neben all seinen Vorzügen leider auch solche „Überforderungsfaktoren" mit sich. Konnte sich in früheren Jahrhunderten ein Organismus hauptsächlich auf die ohnehin bestehenden „Basisbelastungen" konzentrieren, die das Leben mit sich brachte, so ist er heute zusätzlich einer immensen Flut an „Zusatzbelastungen" ausgesetzt, die mit dem Innovationsreichtum der letzten Jahrzehnte einhergingen. Autoabgase, Elektrosmog, mit Chemie befrachtete Pflanzen, Nahrungs- und Konsummittel, neue Mikroorganismen durch Fernreisen usw., das muss ein Organismus heute alles „schultern". Ein weiterer „Überforderungsfaktor" ist dauerhafter Stress, der den Organismus schwächt, so dass er nicht immer 100-prozentig „saubere Arbeit" leisten kann.

**Dauerstress schwächt den Organismus**

Die Folge von mangelnder Entgiftung ist eine allmähliche Ablagerung von nicht entsorgten Homotoxinen. Das bleibt vom Menschen zunächst meist unbemerkt, doch die Tücke liegt in der Zeit. Wenn wichtige Transitstrecken im Körper zunehmend durch Ablagerungen blockiert werden, kann zum einen die Versorgung der Zellen und Organe bald nicht mehr optimal funktionieren, zum anderen können die Ablagerungen in gewissem Rahmen weiterhin ihre toxische Wirkung entfalten. Doch bevor es soweit kommt, schlägt der Organismus in der Regel schon frühzeitig Alarm, zum Beispiel in Form einer allergischen Reaktion. Man muss nur seine „Sprache" verstehen ...

## 2.2    Der Körper spricht seine eigene Sprache

Der Arzt Dr. med. Hans-Heinrich Reckeweg (1905–1985) hat sich mit dieser „Sprache des Körpers" intensiv beschäftigt. Im Rahmen seiner langjährigen Praxiserfahrung als homöopathischer Arzt erkannte er, dass Krankheiten sinnvolle Abwehrvorgänge des Körpers gegen schädliche Substanzen (Homotoxine) oder Folgen von Schadstoffeinwirkungen sind. Anhand der Erforschung von Krankheitsverläufen stellte er des Weiteren fest, dass bestimmte Stadien der Giftablagerung zu bestimmten körperlichen Störungen oder Erkrankungen führen, die wiederum therapeutisch leicht oder schwer rückgängig zu machen sind. Diese Erkenntnisse begründeten die Entwicklung der Antihomotoxischen Medizin, eine Form der biologischen Medizin.

Während also ein gesunder Körper nach Reckewegs Erkenntnissen in der Lage ist, Schadstoffe innerhalb gewisser Grenzen wieder auszuscheiden, entstehen gesundheitliche Störungen oder Krankheit, wenn zu viele Schadstoffe den Körper überschwemmen oder wenn er auf Grund von Stoffwechselstörungen Homotoxine nicht neutralisieren und ausscheiden kann. Dann können sich die körpereigenen Abwehrkräfte der belastenden Homotoxine bald nicht mehr erwehren und je nach Schwere und Dauer der Homotoxinbelastung entstehen unterschiedliche Krankheitsbilder.

> ### Antihomotoxische Medizin – eine spezielle Form der Homöopathie
>
> Der Antihomotoxischen Medizin liegt die medizinische Lehre der Homotoxikologie zugrunde, die auf der Homöopathie unter Einbeziehung der Grundregulation basiert. Unter Grundregulation werden die Regelmöglichkeiten des Organismus verstanden, dazu zählen zum Beispiel seine Fähigkeiten in Bezug auf Abwehr und Entgiftung. Die Behandlungsmethode der Antihomotoxischen Medizin ist eine spezielle Form der Homöopathie.
>
> Die derzeitigen Forschungen und Entwicklungen in der Antihomotoxischen Medizin zielen darauf ab, die Homöopathie wissenschaftlich mit dem biochemisch-therapeutischen Wissen der Hochschulmedizin zu verbinden. In einer Zeit zunehmender Befindlichkeitsstörungen, chronischer Krankheiten und Allergien wird der Wunsch nach biologisch-medizinischen Therapieweisen immer lauter. Das Therapiekonzept der Antihomotoxischen Medizin leistet hierzu einen wichtigen Beitrag.

Daher ist es nicht sinnvoll, alle Krankheitssymptome sofort zu bekämpfen, sondern der Organismus sollte vielmehr in seinem Kampf gegen die Giftablagerungen unterstützt werden.

Vor diesem Hintergrund wird auch das Beschwerdebild von Allergien und Überempfindlichkeitsreaktionen verständlich. Hierbei ist sogar sehr deutlich ein Zusammenhang von Homotoxinen und Reaktionen des Körpers zu sehen. Allergische Symptome wie Heuschnupfen oder tränende Augen zeigen an, dass der Organismus rebelliert und versucht, irgend etwas auszuleiten. Bei vielen Betroffenen kann im Rahmen von Tests ermittelt werden, was es ist, das ihn so irritiert. Gräser, Pollen oder chemische Stoffe werden oftmals als direkte Auslöser einer Überempfindlichkeitsreaktion ermittelt. Das heißt, der Organismus erkennt in diesen Substanzen ein „Gift", das er schnell wieder loswerden will. Das Befremdliche an seiner Reaktion ist, dass diese Substanz meist als solche gar nicht als „Gift" gilt. Pollen sind doch eigentlich harmlos, schon immer hat der Mensch damit gelebt. Und ein Konservierungsstoff im Nahrungsmittel fügt dem Organismus nicht gleich einen Schaden zu.

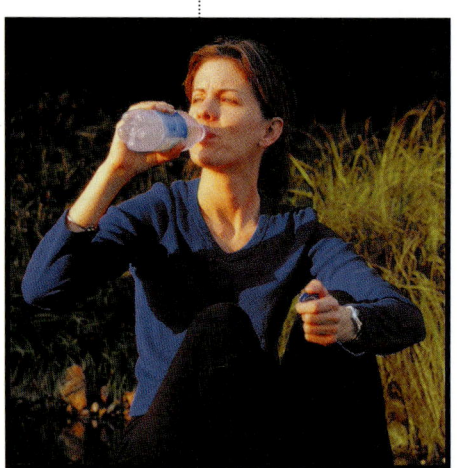

Abb. 4:
Allergische Symptome zeigen an, dass der Körper versucht, Allergene auszuleiten. Ausreichende Flüssigkeitszufuhr unterstützt ihn hierbei.

Die Antihomotoxische Medizin gibt darauf eine klare Antwort: Die Überlastung mit Schadstoffen ist das große Übel. So kann es sein, dass die „harmlosen" Pollen Rückstände von Pflanzenschutzmitteln enthalten, die sich in ihrer Summe addieren und vom Organismus einen großen Entgiftungseinsatz erfordern. Oder der Organismus ist auf Grund einer allgemeinen hohen Homotoxinbelastung, durch Stress oder Stoffwechselstörungen so geschwächt, dass sich bereits viele Homotoxine abgelagert haben und die Pollen – vielleicht tatsächlich harmlos – nur noch eine Irritation darstellen, die als Tropfen das Fass zum Überlaufen bringen und zur allergischen Reaktion führen.

## 2.3 Ziel der Therapie: Hinaus mit den Giften

Ziel einer Therapie sollte daher sein, den Organismus von Homotoxinen zu befreien. Dann besteht für ihn meist kein Anlass mehr zu Überreaktionen. Selbst eine ererbte Neigung zu Allergien lässt sich durch konsequente Entgiftung oft in Schach halten. Parallel zur Entgiftung kann auch symptomatisch behandelt werden, um die Beschwerden zu lindern. Hier bieten homöopathische und Antihomotoxische Arzneimittel wirkungsvolle Möglichkeiten. Sind die Beschwerden sehr stark, müssen eventuell konventionelle Medikamente eingesetzt werden. Auch dann können jedoch ergänzend Antihomotoxische Mittel angewandt werden, um den Körper von Schadstoffen zu befreien.

*Stärkung und Kräftigung des Körpers schaffen Kraftreserven für schlechte Zeiten*

Darüber hinaus sollte natürlich versucht werden, die Allergie auslösenden Substanzen – so sie bekannt sind – zu meiden, sofern das möglich ist. Auch eine „Schadstoff bewusste" Lebensweise, die sich den Lebensfreuden nicht verschließt, aber die Belastungen soweit es geht reduziert, kann den Körper von vielen Homotoxinen fernhalten. Dazu werden in den folgenden Kapiteln noch viele Tipps gegeben. Und last not least: Eine Kräftigung des Körpers wirkt sich immer positiv aus. Das schafft Kraftreserven, die dem Organismus zugute kommen, wenn Stress anfällt oder wenn sich die Toxinbelastung einmal kurzfristig erhöht.

## 2.4 Wächter und Kämpfer – die „Großen Fünf"

Um die Sprache des Körpers, also seine Alarmsignale, besser kennen zu lernen, sollen die Entgiftungsmechanismen hier noch etwas detaillierter aufgezeigt werden. In der Abwehr und Entgiftung von Schadstoffen arbeiten viele Organsysteme Hand in Hand. Leber, Milz, Lymphsystem, Nieren, Darmschleimhaut – all sie sind beispielsweise direkt oder indirekt beteiligt. Reckeweg maß dabei insbesondere fünf Strukturen und Organen, die als „Wächter" und „Kämpfer" beteiligt sind, eine besondere Bedeutung bei und definierte sie als das „System der großen Abwehr". Dieses System umfasst:

**1. Leber:** Die Leber hat unter anderem die wichtige Funktion, Schadstoffe und toxische Stoffwechselprodukte zu entgiften und der Ausleitung zugänglich zu machen.

**2. Bindegewebe:** Dieses Organsystem durchzieht den ganzen Körper und stellt das Stoffwechselterrain dar, in dem das innere Milieu des Menschen im Fließgleichgewicht gehalten wird. Das Bindegewebe besteht aus Zellen, einem Netzwerk von Fasersystemen und aus viel Wasser. Alles zusammen wird Matrix genannt (Abb. 5). In diesem Flüssigkeitsmeer liegen die Bindegewebszellen, feine Blutgefäße und Nervenfasern. Weiterhin ist hier eine Reihe von speziellen Zellen des Immunsystems zu finden. Die Matrix durchzieht den ganzen Organismus. Es gibt nirgends eine direkte Verbindung zwischen Gefäßsystemen und Organzellen – überall ist erst diese Transitstrecke durch die Matrix zu passieren.

Abb. 5:
Schemazeichnung
eines Querschnitts
durch die Matrix

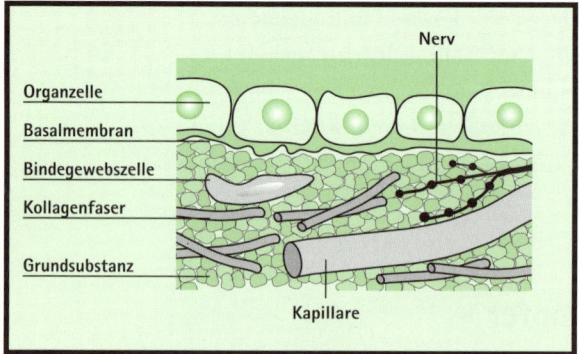

Organzelle
Basalmembran
Bindegewebszelle
Kollagenfaser
Grundsubstanz
Nerv
Kapillare

Die Bindegewebszelle (Fibrozyt) ist außerordentlich vielseitig. Auf einen Reiz hin kann sie in Sekundenschnelle alle spezifischen Immunzellen zur Vervielfältigung aktivieren und über Botenstoffe, die ins Zentralnerven- und Hormonsystem geschickt werden, eine angemessene Reizbeantwortung, zum Beispiel eine Entgiftung, veranlassen. So ist das Bindegewebe der Resonanzboden für alle ankommenden Reize. Die Matrix hat noch eine weitere, sehr wesentliche Funktion: Sie ist das Areal, in dem der Organismus alle Schadstoffe, die er nicht unschädlich machen oder ausscheiden kann, ablagert. Die Kapazität dieser „Mülldeponie" ist zwar sehr weit reichend, aber nicht unbegrenzt. Verstopfen die „Mülldepots" die Transitstrecken, so werden die Stoffwechselprozesse der Organzellen erschwert und die Reaktionsfähigkeit bei ankommenden Reizen wird vermindert. Das macht den Organismus anfälliger für Krankheiten.

**Die Matrix wird als Mülldeponie missbraucht**

**3. Gewebszellen:** Im Gewebe gibt es zahlreiche spezialisierte Zellen, zum Beispiel Monozyten und Makrophagen („Fresszellen"), die Schadstoffe und Allergene unschädlich machen können.

**4. Nerven:** In der Matrix enden viele Nerven, die zum einen auf die „Kämpfe" im Gewebe reagieren. Zum anderen beeinflussen Aufregung, Stress oder Entspannung über diese Nervenästchen ebenfalls die Entgiftungskraft des Organismus, indem zum Beispiel Blutgefäße enger oder weiter gestellt werden, was unter anderem Auswirkungen auf entzündliche Prozesse hat.

**Im Gewebe lauern Fresszellen auf Allergene und Schadstoffe**

**5. Übergeordnetes Hormonsystem:** In der Hirnanhangsdrüse ist das übergeordnete Hormonsystem beheimatet. Es reguliert alle Körperfunktionen wie Blutdruck, Bindegewebsfunktion oder Menge und Ausrüstung der Abwehrzellen über die Nervenenden in der Matrix.

## 2.5 Sechs Phasen der Giftspeicherung – die Symptome führen zur Diagnose

Anhand der Erforschung von Krankheitsverläufen konnte Reckeweg feststellen, dass bestimmte Stadien der Giftablagerung zu bestimmten körperlichen Störungen oder Erkrankungen führen, die wiederum therapeutisch leicht oder schwer rückgängig zu machen sind. Je nachdem, ob sich die Toxine aus der Matrix noch leicht ausschleusen lassen oder in der Matrix oder gar in den Körperzellen gespeichert werden, unterschied Reckeweg sechs Phasen:

*Gifte schnell ausschleusen, bevor sie gespeichert werden*

1. Ausscheidungsphase (Exkretionsphase)
2. Entzündungsphase (Inflammationsphase)
3. Ablagerungsphase (Depositionsphase)
4. Zellerkrankungsphase (Imprägnationsphase)
5. Zellumbauphase (Degenerationsphase)
6. Zellentartungsphase (Dedifferenzierungsphase)

Jede Phase ist gekennzeichnet durch charakteristische Gesundheitsstörungen (Tab. 2). Wie auf einer „Landkarte" lässt sich eine Gesundheitsstörung einer bestimmten Phase zuordnen. Das ist das Signal des Körpers, womit er anzeigt, was ihm gerade zu schaffen macht.

Die sechs Phasen lassen sich am Beispiel der Lunge, die mit Zigarettenrauch „vergiftet" wird, gut erläutern.

### Ausscheidungsphase (Phase 1)
Die normale Reaktion einer gesunden Lunge ist es, bei Einatmen von Zigarettenrauch vermehrt Schleim zu produzieren, um Teer und Schwefeldioxid auszuscheiden.

### Entzündungsphase (Phase 2)

Setzt sich die Rauchbelastung fort, versucht der Organismus, durch eine gesteigerte Reaktion, und zwar durch eine Entzündung (z.B. Bronchitis), den Selbstreinigungsmechanismus zu erhöhen.

Eine Entzündung ist gekennzeichnet durch die – mehr oder minder deutlich erkennbaren – Entzündungszeichen Rötung, Wärme, Schwellung, Schmerz und Funktionseinschränkung. Das stört zwar die Befindlichkeit, ist aber zur Abwehr und Entgiftung äußerst nützlich.

Die Rötung entsteht durch eine gesteigerte Durchblutung, die Abwehrzellen herbeischwemmt. Die Wärme beschleunigt und intensiviert etliche für die Abwehr wichtige Stoffwechselvorgänge. Die Schwellung entsteht durch Blutplasma, das aus den Blutgefäßen austritt, Abwehrzellen enthält und die Schadstoffkonzentration verdünnt. Der Schmerz informiert das Gehirn über den aktuellen Stand der Abwehr- und Entgiftungsreaktionen. Und die Funktionseinschränkung signalisiert „ruhig stellen", also das Organ oder den Körperteil jetzt nicht (über-) fordern, sondern ihm Zeit zur Heilung zu lassen.

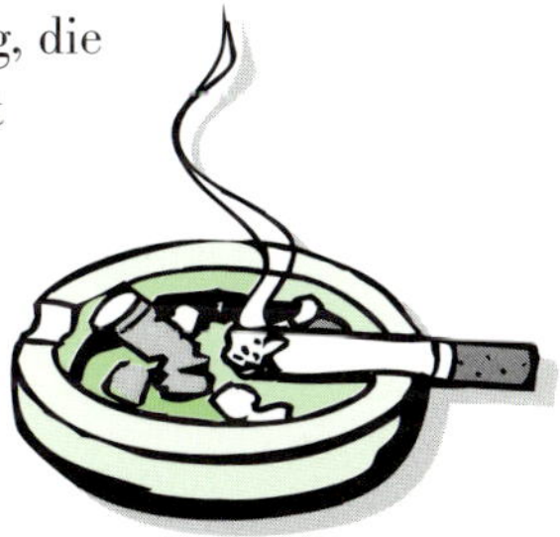

Abb. 6:
Die schädliche Wirkung von Nikotin kann zum Teil durch konsequente Entgiftung neutralisiert werden.

### Ablagerungsphase (Phase 3)

Wird immer mehr beziehungsweise immer weiter geraucht, schafft der Organismus es nicht mehr, die Stoffe hinauszukatapultieren. Es bleibt ihm nichts anderes übrig, als sie abzulagern. Seine Mülldeponie ist die Matrix, hier kommt es am Beispiel des Rauchers zu Teerablagerungen. Die Zellen des Bindegewebes versuchen dabei, die Schadstoffe so gut es geht zu „Müllpaketen" abzupacken und mit Fasern abzudichten – damit sie möglichst keinen Schaden an benachbarten Organzellen anrichten können. Wann immer der Organismus dann vermehrt

Tab. 2:
Vereinfachtes Schema
der Sechs-Phasen-
Tabelle nach Reckeweg

ausscheidet, versucht er, stets einen Teil der abgelagerten Müllpakete mit zu entsorgen.

## Zellerkrankungsphase (Phase 4)

Erhöht sich die Nikotinbelastung weiterhin, so gelangen die Schadstoffe bald direkt an beziehungsweise in die Zellen. Der Betroffene hustet morgens („Raucherhusten") sowie bei Anstrengungen. Es kann sich eine Form von Asthma einstellen. Auch wird der Körper zunehmend empfindlicher gegenüber anderen, „harmlosen" Stoffen – er neigt dazu, einiges als Allergen zu interpretieren.

| | humorale Phasen | | |
|---|---|---|---|
| | normale Reaktion | gesteigerte Reaktion | beginnende Speicherung |
| Organsystem | Exkretionsphase Ausscheidung | Inflammationsphase Entzündung | Depositionsphase Ablagerung |
| Haut | ◆ Schweiß | ◆ Akne | ◆ Warzen |
| Darm | ◆ Durchfall | ◆ Schleimhautentzündung | ◆ Kotsteine ◆ Verstopfung |
| Lunge | ◆ klarer Schleim | ◆ Bronchitis | ◆ Staublunge |
| Niere | ◆ Urinfluss | ◆ Nierenbeckenentzündung | ◆ Nierensteine |
| Leber / Galle | ◆ Gallenfluss | ◆ Leber-, Gallenentzündung | ◆ Gallensteine ◆ Fettleber |
| Bauchspeicheldrüse | ◆ Bauchspeicheldrüsenfluss | ◆ Bauchspeicheldrüsenentzündung | ◆ Bauchspeicheldrüsenverkalkung |
| Knochen / Gelenke | ◆ Gelenkflüssigkeit | ◆ Arthritis | ◆ Gichtkristalle ◆ Gelenkschwellung |

De

⟵ Verbesserung

## Zellumbauphase (Phase 5)

Wird der Belastung auch jetzt kein Einhalt geboten, so verändern sich die Zellen, sie degenerieren. Durch starke Schädigung der Zellen in der Lunge kann beispielsweise eine Lungenblähung (Lungenemphysem) auftreten.

## Zellentartungsphase (Phase 6)

Das letzte Stadium ist die Zellentartungsphase. Die Schadstoffe

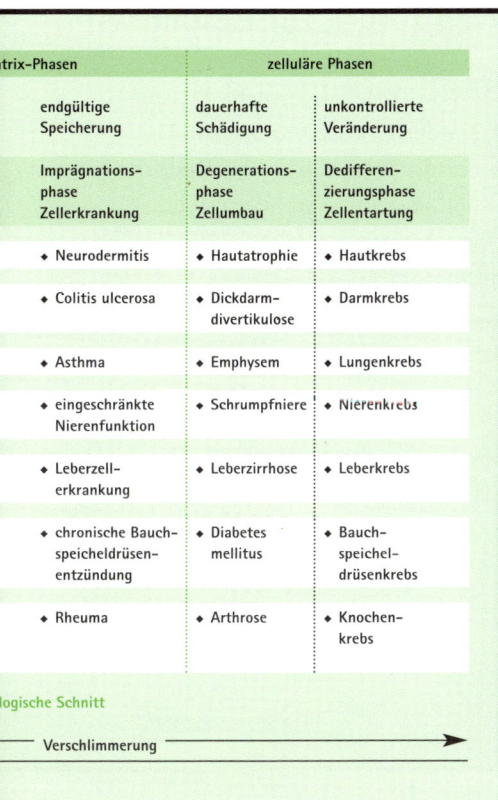

| Matrix-Phasen | zelluläre Phasen | |
|---|---|---|
| endgültige Speicherung | dauerhafte Schädigung | unkontrollierte Veränderung |
| Imprägnations-phase Zellerkrankung | Degenerations-phase Zellumbau | Dedifferen-zierungsphase Zellentartung |
| ♦ Neurodermitis | ♦ Hautatrophie | ♦ Hautkrebs |
| ♦ Colitis ulcerosa | ♦ Dickdarm-divertikulose | ♦ Darmkrebs |
| ♦ Asthma | ♦ Emphysem | ♦ Lungenkrebs |
| ♦ eingeschränkte Nierenfunktion | ♦ Schrumpfniere | ♦ Nierenkrebs |
| ♦ Leberzell-erkrankung | ♦ Leberzirrhose | ♦ Leberkrebs |
| ♦ chronische Bauch-speicheldrüsen-entzündung | ♦ Diabetes mellitus | ♦ Bauch-speichel-drüsenkrebs |
| ♦ Rheuma | ♦ Arthrose | ♦ Knochen-krebs |

ologische Schnitt

Verschlimmerung ────────────────▶

und ihre Auswirkungen haben die Zellen genetisch verändert und zu Entartungen geführt, im Falle des starken Rauchers zum Beispiel zu einem Lungenkrebs.

Diese sechs Phasen wiederum werden in drei übergeordnete Phasen zusammengefasst, die anzeigen, welche Strukturen betroffen sind:

Sechs-Phasen-Tabelle: genauer „Lageplan" der Toxine im Körper

### Humorale Phasen (Phasen 1 und 2)

Hier spielt sich die Entgiftungsreaktion in der Gewebeflüssigkeit ab. Matrix und Zellen sind noch nicht belastet.

### Matrix-Phasen (Phasen 3 und 4)

Die Schadstoffe werden in der Matrix abgelagert. Phase 3 kennzeichnet eine beginnende Speicherung, in Phase 4 ist die Speicherung bereits manifestiert.

### Zelluläre Phasen (Phasen 5 und 6)

Die Zellen selbst sind nun betroffen. Zellschäden und -veränderungen treten auf.

## 2.6 Es führt ein Weg zurück zur Gesundheit

Die gute Nachricht ist, dass die beschriebenen sechs Phasen keine starren Zustände sind, sondern dass die Gesundheitsstörung „wandern" kann. In der Antihomotoxischen Medizin spricht man von Vikariation (lat. vicarius = stellvertretend, verlagern). So, wie sich bei fortschreitender Schadstoffbelastung die Gesundheitsstörung zu immer schwerwiegenderen Phasen hin verlagert (progressive Vikariation), so kann sie sich bei Befreiung des Organismus von den belastenden Schadstoffen und deren Schäden auch wieder zu harmloseren Phasen zurückbewegen (regressive Vikariation). Dabei werden oft vorherige Krankheitsphasen erneut durchlaufen, der Betroffene erlebt jene Störungen/Symptome noch einmal. Das sollte ihn nicht irritieren sondern freuen, denn der Heilungsprozess ist voll im Gang.

*Gesundheitsstörungen können „wandern"*

| Organsystem | humorale Phasen | | |
| | Exkretionsphase | Inflammationsphase | Depositionsphase |
| | Ausscheidung | Entzündung | Ablagerung |
| Haut | ◆ Schweiß | ◆ Ekzem ◆ Akne | ◆ Pigmente ◆ Warzen |
| Nasen-Rachenraum | ◆ Fließschnupfen ◆ Nasenbluten | ◆ Nasennebenhöhlenentzündung | ◆ chronischer Schnupfen |
| Bronchien | ◆ Husten ◆ Auswurf | ◆ akute Bronchitis | ◆ chronische Bronchitis |

Der

← Vikariation hin zur Gesundheit

Am Beispiel des Rauchers: Leidet er bereits unter Asthma (Phase 4), stoppt aber sein Suchtverhalten und macht eine entgiftende und das Immunsystem stärkende Therapie, so wird in der Regel eine Verbesserung seiner Lungenfunktion zurückgewonnen, eventuell sogar soweit, dass sein Bronchialsystem wieder normal reagiert (Tab. 3).

Allergien und Überempfindlichkeitsreaktionen sind zunächst in der Entzündungsphase angesiedelt, sie können aber ebenfalls „wandern". Die Möglichkeiten einer erwünschten regressiven, rückläufigen Vikariation werden unter anderem davon beeinflusst, in welcher Phase sich die Gesundheitsstörung befindet. Ausschlaggebend ist, ob sich das Krankheitsgeschehen noch außerhalb der Zelle oder bereits in ihrem Inneren abspielt. Diese Grenze liegt zwischen der Ablagerungsphase (Phase 3) und der Zellerkrankungsphase (Phase 4) und wird „biologischer Schnitt" genannt. Störungen oder Krankheiten vor dem biologischen Schnitt lassen sich meist gut und oft völlig ausheilen. Krankheiten hinter dem biologischen Schnitt sind schwieriger zu heilen, da hier bereits die Zellen direkt betroffen und die Selbstheilungskräfte des Organismus eingeschränkt sind.

| atrix-Phasen | zelluläre Phasen | |
|---|---|---|
| Imprägnations-phase Zellerkrankung | Degenerations-phase Zellumbau | Dedifferen-zierungsphase Zellentartung |
| ◆ Neurodermitis | | |
| ◆ Heuschnupfen | | |
| ◆ Asthma | | |
| ologische Schnitt | | |

## 2.7 Der „biologische Schnitt" ist keine Sackgasse

Der biologische Schnitt ist jedoch keine Sackgasse. Eine Antihomotoxische Therapie kann sowohl das Entgiftungssystem als auch das Immunsystem und die Organfunktionen soweit stärken, dass eine Genesung oder Besserung der Beschwerden erzielt werden kann oder dass zumindest eine weitere Verschlimmerung verhindert wird.

Bei der Behandlung von Störungen hinter dem biologischen Schnitt müssen die Betroffenen meist etwas Geduld mitbringen. Denn diese Störungen und die zugrunde liegenden Schadstoffbelastungen haben sich über einen längeren Zeitraum manifestiert und bereits die Zellen geschädigt und die Selbstheilungskräfte beeinträchtigt. Das heißt, auch der Abbau der Schadstoffe und die Behebung der „Schäden" kann nicht von heute auf morgen erfolgen. Jemand, der zum Beispiel jahrelang unter Neurodermitis, Asthma oder chronischer Darmentzündung gelitten hat, hat meist auch jahrelang Medikamente genommen, die ebenfalls die Entgiftungsfunktionen stark in Anspruch nahmen. Der Organismus befindet sich daher in einem gestressten Zustand, der sich erst langsam wieder normalisieren kann.

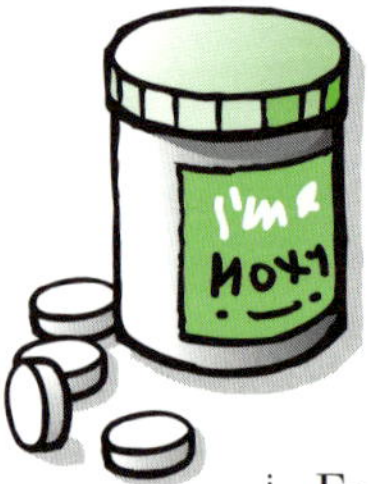

Abb. 7:
Wer jahrelang Medikamente eingenommen hat, dessen Entgiftungsfunktionen sind stark beansprucht. Die Entgiftung kann jedoch durch Antihomotoxische Mittel unterstützt werden.

## 2.8   Bleibt das Gift im Körper, wechseln höchstens die Symptome

Wird bei allergischen Beschwerden nichts unternommen, um den Organismus zu entlasten und Schadstoffe auszuleiten, so kann es sein, dass Allergene gespeichert werden. Der Organismus wird in trügerischer Ruhe gewogen, denn die Allergene können jederzeit eine neue Reaktion auslösen, eventuell in ganz anderer Erscheinungsform.

Es gibt Fälle, in denen jemand als Baby zunächst an Milchschorf, trockenen Schüppchen auf der Kopfhaut und an trockener, empfindlicher Haut litt. Als Kindergarten- oder Grundschulkind hatte er dann eine triefende Nase bei Pollenflug oder musste im Bett hüsteln und schniefen. Und als Jugendlicher stellten sich allergische Reaktionen auf Kräuter oder Nahrungsmittelfarbstoffe ein.

Diese Beobachtung der Sensibilisierung des Immunsystems zeigt, wie wichtig die Unterbrechung der Stoffwechselstörung bei der Abwehr gegen Allergene ist, da sonst die Überlastung eines Organsystems auf ein anderes übergreift. Es wird angenommen, dass auch chronische Entzündungen aus einer Schadstoffüberlastung resultieren. Das könnte durch Ausleitung der Toxine vermieden werden.

**Die Stoffwechselstörung muss behoben werden, um den Allergiekreislauf zu unterbrechen.**

# 3 Antihomotoxische Therapie – alles wieder ins Lot bringen

In der Behandlung von Allergien und Überempfindlichkeitsreaktionen haben die konventionelle Medizin und die Homöopathie/Antihomotoxische Medizin unterschiedliche Ansätze. Während klassische Allergietherapeutika der konventionellen Medizin darauf abzielen, die Reaktionsketten, die die allergischen Symptome auslösen, zu unterbrechen, haben die speziellen Komplexmittel der Antihomotoxischen Medizin das primäre Ziel, die Ursachen zu beheben. Parallel dazu wird eine Linderung der Symptome und eine Stärkung des Organismus und des Immunsystems angestrebt.

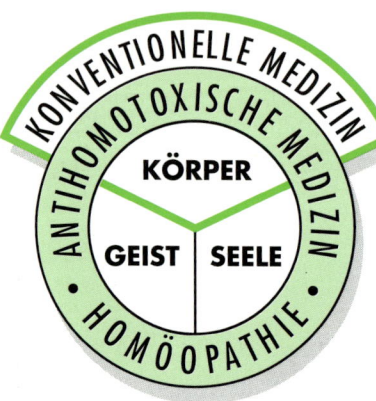

Abb. 8:
Während sich die konventionelle Medizin auf körperliche Beschwerden konzentriert, beziehen Homöopathie und Antihomotoxische Medizin auch Geist und Seele mit ein.

## 3.1 Die konventionelle Medizin bekämpft die Entzündung

In der konventionellen Medizin wird die allergische Reaktion als Krankheitsgeschehen betrachtet, das als solches bekämpft werden muss. Die entsprechenden Medikamente wirken denn auch nach dem allopathischen Grundsatz. Sie zielen darauf ab, den Erreger selbst oder die durch ihn ausgelösten Reaktionen zu hemmen oder zu verhindern.

Bei Allergien ist der Erreger, das Allergen, schlecht zu packen. Denn erstens können vielerlei Substanzen als Allergen wirken, zweitens liegt die Krux ja in der übermäßigen Reaktion des Immunsystems auf an sich harmlose Substanzen. Daher haben die Arzneimittel der konventionellen Medizin weniger die Allergene, sondern vor allem die allergischen Prozesse im Visier, insbesondere:

- das Zerplatzen der Mastzellen mit Ausschüttung von Histamin,
- das Zusammenspiel von entzündungsfördernden Leukotrienen und ihren Rezeptoren,
- die verstärkte Aktivität des Parasympathikus, die unter anderem zur Bildung von zähem Schleim führt.

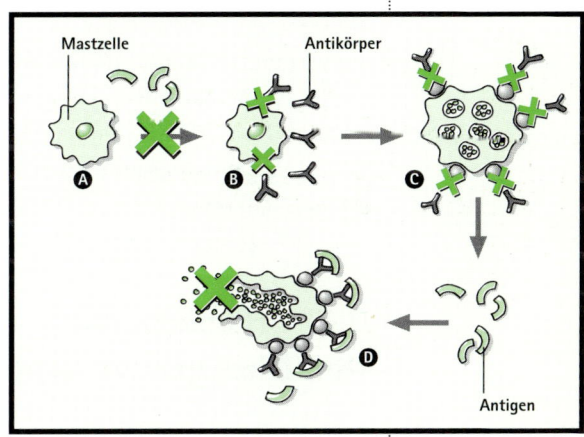

Entsprechende Antiallergika der konventionellen Medizin sind:

- Interleukin-Inhibitoren (unterdrücken die Freisetzung von Allergie fördernden Botenstoffen)
- Antihistaminika (verhindern, dass die Mastzellen platzen und das Gewebehormon Histamin austritt)
- Sympathikomimetika (imitieren oder verstärken die Wirkung des Sympathikus)
- Anti-Leukotriene (hemmen die Wirkung der Leukotriene und damit Symptome wie das Zusammenziehen der Bronchien und Anstrengungsasthma)

Abb. 9: Wirkprinzipien von konventionellen Antiallergika: Die Mastzelle wird durch die Antigen-Annäherung nicht aktiviert **A**. Das Andocken von Antikörpern an die Mastzelle wird verhindert **B**; spezielle Ansatzstellen an der Mastzelle werden blockiert **C**. Das Zerplatzen der Mastzelle wird verhindert **D**.

◆ Theophyllin (Extrakt aus Kaffee oder Teeblättern mit entzündungshemmender, entkrampfender Wirkung)
◆ Kortison (Hormon der Nebennierenrinde, das als synthetisch hergestelltes Medikament stark antientzündlich wirkt)
◆ Immunsuppressiva (unterdrücken Tätigkeiten der Immunzellen)

Ärzte, die nach den Grundsätzen der konventionellen Medizin therapieren, verlassen sich jedoch nicht nur auf die Medikamentenwirkung. Wie naturheilkundlich orientierte Kollegen setzen sie gegebenenfalls auch Hyposensibilisierungsbehandlungen ein, um den Körper an bestimmte Allergene zu „gewöhnen", und geben in Patientenschulungen wichtige Hinweise zum Umgang mit der Allergie.

## 3.2 Homöopathie – Ähnliches soll durch Ähnliches geheilt werden

Um die Wirkungsweise der Antihomotoxischen Therapie besser zu verstehen, ist eine kurze Betrachtung des homöopathischen Prinzips hilfreich. Die Homöopathie ist eine zentrale Behandlungsmethode der Naturheilkunde. „Similia similibus curentur" (Ähnliches soll durch Ähnliches geheilt werden) umreißt mit drei Worten die Grundlage der homöopathischen Lehre. Es bedeutet, dass ein Arzneimittel (in bestimmter verdünnter Zubereitung) gegen diejenigen Beschwerden hilft, die dieses in hoher Dosierung beim gesunden Menschen hervorruft. Die „Information", der Impuls, dieser homöopathischen Zubereitung aktiviert dabei schlummernde (Abwehr-)Reaktionen des Körpers, wodurch es ihm gelingt, die Störung zu beheben.

*Das Homöopathikum aktiviert schlummernde Abwehrreaktionen des Körpers*

So wird zum Beispiel Histamin, das Schnupfen und Husten verursachen kann, in sehr hoher Verdünnung als Mittel gegen Heuschnupfen und allergischen Husten verabreicht. Und eine Brennnesseltinktur, homöopathisch aufbereitet, hilft gegen Quaddeln und Nesselsucht, obwohl man dies ja gerade nicht annehmen würde. Durch dieses Simile-Prinzip unterscheidet sich die Homöopathie von der konventionellen Medizin, deren Therapeutika vor allem auf dem Prinzip der Allopathie (griech. allo = anders, verschieden, pathos = Krankheit) beruhen. Das heißt, die Wirkungen dieser Mittel sind den Krankheiten entgegengerichtet. Sie bekämpfen die Krankheitserreger oder unterdrücken ein Entzündungsgeschehen, das Schmerzen, Fieber oder Allergien verursacht.

**Gift oder Arzneimittel – auf die Dosis kommt es an**

Die Homöopathie (griech. homoio = ähnlich, pathos = Krankheit) wurde durch den Arzt und Apotheker Samuel Hahnemann (1755–1843) begründet. Er erprobte unter anderem am eigenen Körper die Wirkung von hoch dosierten Arzneimitteln. Aus diesen Arzneimittelversuchen entwickelte er so genannte Arzneimittelbilder. Hierin sind alle Symptome aufgeführt, die ein Mittel in hoher Dosierung bei einem gesunden Menschen hervorruft. In hoher Verdünnung jedoch wirkt dieses Mittel gemäß dem homöopathischen Prinzip als entsprechendes Heilmittel. Von Hahnemann und nachfolgenden Therapeuten wurden zahlreiche Arzneimittelprüfungen vorgenommen und umfangreiche Erfahrungen in der Behandlung von Krankheiten mit homöopathischen Arzneimitteln gewonnen.

Die Arzneimittelbilder sind in besonderen Nachschlagewerken (Repertorien) zusammengefasst. Im Rahmen einer homöopathischen Behandlung wird unter anderem das Krankheitsbild in seiner „Individualität" genau bestimmt und das (oder die) homöopathische(n) Mittel des passenden „Arzneimittelbildes" ausgewählt.

Zusätzlich werden noch weitere Aspekte in die Therapie mit einbezogen. Dabei sind die individuelle Empfindlichkeit des Patienten (Modalitäten) sowie seine Konstitution von wesentlicher Bedeutung. Dies macht die Homöopathie zu einer sehr individuellen Therapie. Es gibt jedoch auch bewährte symptomorientierte Anwendungsmöglichkeiten.

Homöopathische Präparate sind zum einen symptomatisch wirksam, setzen vor allem aber an den Ursachen der Erkrankungen an. Durch den Einsatz von Homöopathika werden die Selbstheilungskräfte des Organismus aktiviert beziehungsweise gestärkt, da durch die Mittel neuro-vegetative Steuerungsmechanismen und Stoffwechselvorgänge der Körperzellen beeinflusst werden können.

Homöopathika gibt es in Form von Tabletten, Globuli, Tropfen, Zäpfchen, Salben und Ampullen. Nach dem amtlichen homöopathischen Arzneibuch (HAB) werden sie entsprechend den homöopathischen Herstellungstechniken der abgestuften Verdünnung oder Verreibung aus pflanzlichen, tierischen, mineralischen oder teilweise auch synthetischen Stoffen hergestellt. Die Verdünnung (Potenzierung) erfolgt meist im Verhältnis 1:10. Die erste Verdünnungsstufe wird als D1 (Dezimalpotenz), die nächste daraus hergestellte als D2 bezeichnet usw.

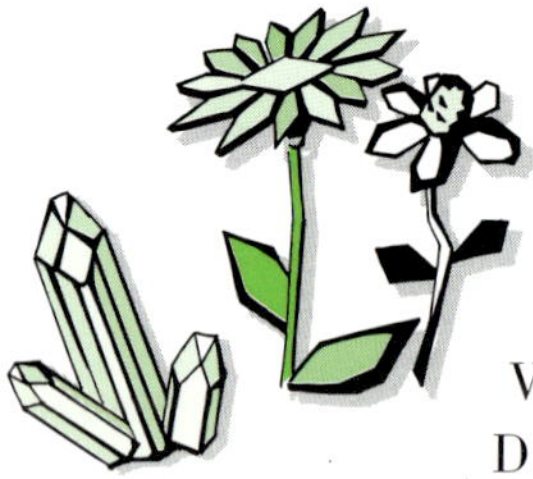

Abb. 10:
Pflanzen und Mineralien sind Ausgangsstoffe vieler homöopathischer Mittel

Bei der Dosierung homöopathischer Mittel gilt als Faustregel: Bei akuten Störungen werden tiefe Potenzen (bis D12) eingesetzt, je nach Situation drei- oder mehrmals täglich 5 Tropfen oder Globuli. Bei chronischen Erkrankungen werden höhere Potenzen angewandt, mit geringerer Dosierung.

Die Kunst des Homöopathen ist es, mit dem (oder den) richtigen Arzneimittel(n), individuell dosiert, die Störung oder Erkrankung positiv zu beeinflussen. Im Rahmen einer Selbstmedikation sollten nur leichte, vorübergehende Störungen behandelt werden, ansonsten ist ein Therapeut zu konsultieren.

Selbstmedikation nur bei leichten, vorübergehenden Gesundheitsstörungen

In der Homöopathie Hahnemanns wurden ursprünglich nur Einzelmittel verwendet. Inzwischen jedoch setzt sich die Gabe von mehreren homöopathischen Einzelmitteln, auch kombiniert in einem Präparat, immer mehr durch. Solche Kombinations- beziehungsweise Komplexpräparate bieten auf Grund ihres breiter gefächerten Wirkspektrums vielfältigere und umfassendere Anwendungsmöglichkeiten.

## 3.3   Antihomotoxische Arzneimittel – dem Gift auf den Fersen

Auf Grund ihrer Vielschichtigkeit haben Komplexhomöopathika auch in der Antihomotoxischen Therapie einen großen Stellenwert. Da viele Patienten heutzutage von mehreren, gleichzeitig im Körper auftretenden Störungen und Giftbelastungen betroffen sind, ist es erforderlich, den Organismus zum einen in seinen Entgiftungsprozessen zu fördern und Symptome zu lindern, zum anderen aber auch, ihn gleichzeitig auf verschiedenen Ebenen zu stärken und anzuregen.

Gerade bei chronischen Störungen, zu denen auch Allergien und Überempfindlichkeitsreaktionen gehören, reicht meist ein Mittel allein nicht aus. Der lange Kampf des Organismus mit den Toxinen und der Störung hat manche Stoffwechselprozesse beeinträchtigt und das betroffene Organ in seiner Funktion geschwächt. Hier gilt es, neben der Ursachenbehebung auch Aufbauarbeit zu leisten. Und das ist allein mit ein oder zwei homöopathischen Mitteln kaum möglich. Mit antihomotoxisch wirkenden Komplexhomöopathika jedoch lässt sich das in einer für den Patienten praktischen Anwendungsweise zielgerichtet realisieren. Antihomotoxische Mittel gibt es in Form von Tropfen, Tabletten, Zäpfchen, Nasenspray (z.B. bei Heuschnupfen), Salben (z.B. bei allergischen Hauterscheinungen) sowie Ampullen, die getrunken oder vom Arzt mittels Spritze verabreicht werden. Da die Mittel gemäß dem Beschwerdebild eingesetzt werden können, sind sie auch in der Selbstmedikation leichterer Beschwerden praktisch zu handhaben.

**Homöopathisch aufbereitete Allopathika als „Gegenmittel"**
Eine weitere Besonderheit der Antihomotoxischen Therapie ist der Einsatz homöopathisierter Allopathika. Im Rahmen von chronischen Beschwerden, wie es auch bei Allergien der Fall ist, haben die Betroffenen meist schon etliche allopathische Medikamente wie zum Beispiel Schmerzmittel oder Antibiotika angewendet. Leider haben diese Medikamente oft ein hohes Nebenwirkungspotenzial – weit über den Anwendungszeitraum hinaus – und können ihrerseits allergische Reaktionen verursachen. Besteht der Verdacht auf eine solche „homotoxische" Wirkung, so kann der antihomotoxisch arbeitende Therapeut eine homöopathische Aufbereitung der gleichen Wirksubstanz verabreichen. Dieses „Gegenmittel" stimuliert die Abwehrkräfte zur Entgiftung und Ausscheidung der schädigenden Medikamentenreste.

Zur Antihomotoxischen Therapie gehört aber nicht nur die Gabe von homöopathischen Antihomotoxika. Da ihr Ziel ist, den Menschen in seiner körperlichen, geistigen und seelischen Gesamtheit zu erfassen, gibt es vier ineinander greifende Therapieziele – von der Prävention bis zur Symptomregulation – zu

**Homöopathische Antihomotoxika können gemäß dem Beschwerdebild eingesetzt werden**

deren Realisierung individuell auch weitere ganzheitliche Behandlungsmethoden wie Einzelhomöopathie, Ausleitungsverfahren, Akupunktur u.a. eingesetzt werden (Tab. 4).

Eine Antihomotoxische Therapie kann nur dann nicht mehr wirken, wenn der Körper nicht mehr in der Lage ist, auf den gesetzten Reiz zu reagieren, zum Beispiel bei völliger Organdegeneration oder nicht mehr ansprechbarem Immunsystem. Eine Antihomotoxische Therapie ist ferner nicht sinnvoll bei Krankheiten, die eine Substitution (Ergänzung) erfordern, zum Beispiel mit Vitaminen, Mineralien, Spurenelementen, des Weiteren bei akut lebensbedrohlichen Erkrankungen, oder wenn es eine bessere allopathische Therapie, zum Beispiel einen chirurgischen Eingriff, gibt. Häufig können aber auch in solchen Fällen zusätzlich eingesetzte Antihomotoxische Arzneimittel die Heilung beschleunigen oder grundlegender herbeiführen. Neben solchen speziellen Erkrankungen beruhen jedoch die meisten Krankheiten vor allem auf der Wirkung von Homotoxinen. Und hier kann die Antihomotoxische Medizin wertvolle Hilfe leisten.

**Prävention von Krankheiten**

- Vermeidung von Toxinzufuhr
- ordnungstherapeutische Maßnahmen
- Erhaltung von Gesundheit und Wohlbefinden

**Entgiftung der Organsysteme**

- ausleitende Verfahren
- Elimination von Homotoxinen
- Aktivierung der Ausleitungsorgane wie Leber/Galle, Magen/Darm, Niere/Blase, Lymphsystem, Haut und Schleimhäute, Atemwege

**Regulation der Organsysteme**

- Stärkung der Organfunktionen
- Aktivierung der Zellfunktionen
- Immunmodulation

**Regulation der Symptomatik**

- Beeinflussung einer Fehlregulation
- Rückführung der Symptomatik zur individuellen Norm (regressive Vikariation)
- Unterstützung der Selbstheilungskräfte

Tab. 4:
Therapeutische Ziele der Antihomotoxischen Therapie

## 3.4    Auf eigene Faust oder zum Arzt?

Auf Grund der praktischen, indikationsbezogenen Anwendungsweise der Antihomotoxischen Arzneimittel sind diese in der Selbstmedikation gut einsetzbar. Bei Allergien und Überempfindlichkeiten können leichtere Reaktionen hiermit wirkungsvoll behandelt werden. In folgenden Fällen sollte jedoch ein Therapeut hinzugezogen werden:

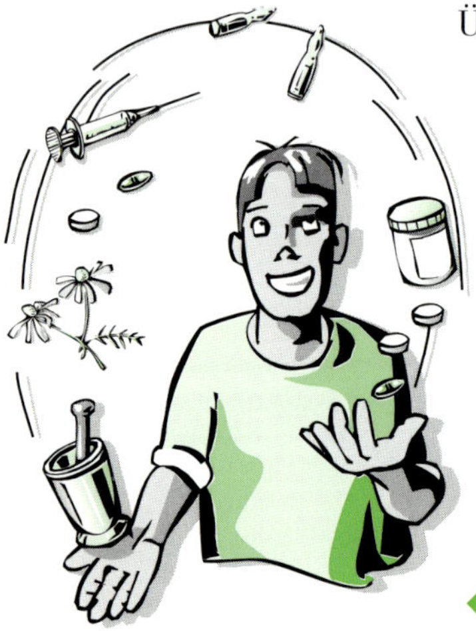

◆ bei besonders heftigen Symptomen,
◆ wenn nach einigen Tagen keine Besserung eintritt,
◆ wenn das individuelle Befinden beziehungsweise die individuelle Krankheitsgeschichte ärztliche Betreuung erfordert,
◆ bei permanenten Rückfällen,
◆ in allen Zweifelsfällen bezüglich der Störung.

Abb. 11:
In Zweifelsfällen lieber zum Arzt gehen, als selber „herumzudoktern"

Da bei ausgeprägteren allergischen Reaktionen meist chronische, vielschichtige Störungen vorliegen, ist es in solchen Fällen generell sinnvoll, einen Arzt, Allergologen oder Heilpraktiker aufzusuchen. Schon allein, um die Chance zu nutzen, mit Hilfe diagnostischer Methoden möglichst genau feststellen zu können, worauf man allergisch reagiert. Hinzu kommt, dass eine tief greifende Störung oft erst durch eine individuelle, eventuell umfassendere Therapie richtig ausgeheilt werden kann. So werden bei Allergien und Überempfindlichkeitsreaktionen beispielsweise neben entgiftenden Mitteln zusätzlich angewandt:

◆ homöopathische Einzelmittel gegen die Störung,
◆ Enzyme, Vitamine, Mineralstoffe und Spurenelemente, um

Stoffwechselprozesse in Gang zu bringen oder zu unterstützen,

◆ eventuell homöopathische Organpräparate zur Funktions-
stärkung der betroffenen Organe,

◆ Symptome lindernde Mittel (z.B. Nasentropfen bei Heuschnupfen),

◆ unterstützende Maßnahmen wie individuelle Ernährungs-
empfehlungen, Wasseranwendungen, Massage, Inhalationen,
Akupunktur, Sport,

◆ eventuell auch eine immunisierende Therapie (z.B. Hyposensibilisierung, Eigenblutbehandlung), um den Organismus
langsam an das Allergen zu „gewöhnen" und damit seine
Reaktionsbereitschaft auf diese Substanz zu reduzieren,

◆ eventuell ist auch eine Beseitigung von zugrunde liegenden
Homotoxinbelastungen, beispielsweise Amalgamfüllungen,
erforderlich.

Um einen solchen ganzheitlich umfassenden und individuell
abgestimmten Behandlungsplan zu erstellen, bedarf es eines
erfahrenen Therapeuten.

**Eine immunisie-
rende Therapie
„gewöhnt" den
Organismus an
das Allergen**

## 3.5    Das Allergen wird ausgetestet

Der naturheilkundlich, antihomotoxisch orientierte Arzt oder
Heilpraktiker wird den Patienten erst einmal kennen lernen
wollen. Das Gespräch hat etwa folgenden Inhalt:

◆ Welche Beschwerden bestehen, wie lange schon?

◆ In welchen Situationen werden die Beschwerden ausgelöst?

◆ Hat der Betroffene noch andere Erkrankungen? Werden
diese behandelt?

◆ Werden Medikamente eingenommen? Welche? Wie lange?
◆ Welche Therapieversuche wurden bisher gemacht? Womit? Haben sie geholfen?
◆ Welche Risikofaktoren gibt es für die Erkrankung (z.B. familiäre Belastung, Stress, Umweltgifte in der Firma oder zu Hause, Mobbing, Essgewohnheiten, Rauchen, Alkohol, Medikamente, Amalgamfüllungen)?

**Allergiediagnose mit speziellen Testverfahren**

Auch über den Allgemeinzustand des Betroffenen wird sich der Therapeut einen Eindruck verschaffen: Ist er blass, das Gesicht gerötet, hat er blaue Lippen, pfeifende Atmung, eine Erkältung oder triefende Nase? Eventuell muss ein klinischer Befund erhoben werden, zum Beispiel zum Zustand der Nasenschleimhaut oder der Lungenfunktion.

Anschließend wird in der Regel eine spezielle Allergiediagnose erstellt. Als Hilfsmittel gibt es hierzu spezielle Testverfahren, zum Beispiel:

◆ Hauttest (Pricktest), bei dem Allergie auslösende Substanzen auf die Haut aufgebracht werden, um zu prüfen, ob darauf Reaktionen erfolgen,
◆ Prüfung von Zellbestandteilen aus dem Areal von allergischen Hautreaktionen,
◆ Lungenfunktionsprüfung (bei Asthma),
◆ Blutentnahme zur Bestimmung von Stoffen, die bei Allergien typisch sind (z.B. IgE-Antikörper),
◆ Elektroakupunkturtestung nach Voll (EAV), ein bioenergetisches Regulationsverfahren,
◆ Bioresonanztestung (Messung biophysikalischer Schwingungen),

◆ Kinesiologischer Muskeltest, der Störungen des Organismus durch ein plötzliches Nachlassen der Haltearbeit der willkürlichen Muskulatur (i.d.R. des Arms) aufzeigen soll.

Ziel des Therapeuten ist unter anderem festzustellen, ob die Allergene konkret ermittelt und fortan gemieden werden können, in welcher Phase der Sechs-Phasen-Tabelle sich die Störung befindet und welche Möglichkeiten der Vikariation sich abzeichnen. Anhand dessen kann der Therapieplan erstellt werden, bei dem Antihomotoxische Arzneimittel und eventuell andere Behandlungsmethoden zum Einsatz kommen. Im Rahmen weiterer Termine lässt sich dann der Therapieverlauf prüfen und – je nach Reaktion des Betroffenen auf die Behandlung – gegebenenfalls modifizieren.

Ein individueller Therapieplan wird erstellt

# 4 Antihomotoxische Behandlung der Trias Heuschnupfen, Asthma und Neurodermitis

Asthma, Heuschnupfen und Neurodermitis sind eng miteinander verwandt

Heuschnupfen, Asthma und Neurodermitis sind die drei häufigsten allergischen Reaktionen. Sie sind eng miteinander verwandt. Neurodermitiker neigen in vielen Fällen auch zu Heuschnupfen und/oder zu Asthma. Dies beruht darauf, dass die Matrix und die Zellen von Schleimhäuten, Bronchialgewebe, Haut und Darm einheitlich auf Toxinbelastung reagieren (siehe Sechs-Phasen-Tabelle). Bei manchen Menschen stehen dabei jedoch Reaktionen des Bronchialgewebes im Vordergrund, bei anderen dagegen Reaktionen der Haut oder Nasenschleimhaut. Die Antihomotoxische Therapie ist daher grundsätzlich ähnlich. Wie bereits erwähnt, kann sie bei leichteren Beschwerden als Selbstmedikation angewandt werden. Bei stärkeren Beschwerden, die ärztlich betreut werden, kann sie die Behandlung sinnvoll unterstützen.

## 4.1 Heuschnupfen – die Nase läuft und läuft

Tränen, Niesen, Fließschnupfen – das sind die klassischen Symptome von Heuschnupfen. Über diese „Schleusen" versucht der Körper, sich der Allergene zu entledigen. Bisweilen sind auch die Schleimhäute der Nasennebenhöhlen, Kieferhöhlen und der Stirnhöhle geschwollen. Daraus können bohrende Kopfschmerzen entstehen, die sich verschlimmern, wenn der Kopf gesenkt wird. Meist bestehen die Beschwerden schon seit einigen Jahren, vielleicht immer zu einer bestimmten Jahreszeit, wenn beispielsweise Pollen oder Gräser die Auslöser der allergischen Reaktion sind.

Optimal wäre, wenn die auslösenden Substanzen ermittelt und fortan gemieden werden könnten. Bei etlichen Allergie auslösenden Substanzen ist das leider kaum möglich. In der Homöopathie und Antihomotoxischen Therapie gibt es jedoch Symptome lindernde, entgiftende und regenerierende Mittel, die bei Heuschnupfen Hilfe leisten können (Tab. 5). Eventuell sind weitere entgiftende, Immunsystem stärkende Maßnahmen sinnvoll, zum Beispiel die Cosmochema-Entgiftungstherapie sowie eine ausreichende Versorgung des Körpers mit Vitaminen, Mineralien und Spurenelementen. Reichen all diese Maßnahmen nicht aus, so müssen umfassendere Therapiekonzepte erwogen werden.

| Beschwerden | Homöopathische und Antihomotoxische Mittel |
|---|---|
| Heuschnupfen, chronischer Schnupfen, verstopfte Nase | Luffa compositum Nasentropfen, 3 x 1–2 Sprühstöße/Tag, vorbeugend: Luffa compositum, 3 x 1 Tablette/Tag |
| Niesreiz, Heuschnupfen und Nasennebenhöhlenentzündung | Euphorbium (Saft d. Pflanze Euphorbia resinifera Berg./Euphorbiaceae), C2–C6, 3–4 x 5 Tropfen/Tag, oder Allium cepa (Zwiebel), C4–C6, 3–4 x 5 Tropfen/Tag |
| Heuschnupfen, Nasennebenhöhlenentzündung, beschwerliche Nasenatmung | Naso-Heel S, 3 x 10 Tropfen/Tag, oder Euphorbium compositum S, 3 x 10 Tropfen/Tag, und Euphorbium compositum Nasentropfen S |
| Nasennebenhöhlenentzündung mit Kopf- oder Stirnschmerzen | Kalium jodatum (Kaliumiodid), D4, 3 x 5 Tropfen/Tag, oder Kalium sulfuricum (Kaliumsulfat), D4, 3 x 5 Tropfen/Tag, oder Hepar sulfuris (Kalkschwefelleber), D4, 2 x 5 Tropfen/Tag |
| Fließschnupfen, Schwellungen der Schleimhäute | Arsenicum album (Weißes Arsenik), C6, 1–4 x 5 Tropfen/Tag |
| Fließschnupfen mit Tränenfluss | Euphrasia officinalis (Augentrost), C6, 3–4 x 5 Tropfen/Tag |
| eitrige Schleimhautentzündung der Nase | Mercurius bijodatus (Quecksilberiodid), D4, 3 x 5 Globuli/Tag, oder Hepar sulfuris (Kalkschwefelleber), D8, 3 x 5 Globuli/Tag |
| Entzündungen der Atemwege | Pulsatilla (Kuhschelle), D6, 4–5 x 5 Tropfen/Tag |

Tab. 5: Homöopathische und Antihomotoxische Mittel gegen Heuschnupfen

## 4.2 Asthma – ganz ruhig bleiben

Asthmakranke speichern Toxine im umgebenden Bindegewebe der Bronchien und in den Bronchialzellen (Imprägnationsphase). Bei einem Asthmaanfall kommt es zu Reizhusten, der mit Atemnot verbunden ist. Die Bronchialschleimhaut schwillt an, zusätzlich zieht sich die Bronchialmuskulatur zusammen und verengt die Bronchien. Vor allem das Ausatmen fällt schwer, der Luftstrom verursacht dabei ein pfeifendes, ziehendes Geräusch. Bei leichteren Anfällen ist es jedoch kaum hörbar.

| Beschwerden | Homöopathische und Antihomotoxische Mittel |
|---|---|
| Antihomotoxische Basisbehandlung bei Asthma | Tartephedreel und Drosera-Homaccord und Husteel, jeweils 3 x 15 Tropfen/Tag |
| leichte Beschwerden | Antihomotoxische Basisbehandlung (Tartephedreel, Drosera-Homaccord, Husteel) oder Engystol und Traumeel, jeweils 3 x 1 Tablette/Tag |
| starke Beschwerden | Bei starken Beschwerden ist die Einnahme weiterer, meist auch konventioneller Arzneimittel unter ärztlicher Aufsicht erforderlich. |

Tab. 6:
Homöopathische und Antihomotoxische Mittel gegen Asthma

Bei Verdacht auf Asthma sollte grundsätzlich ein Arzt eingeschaltet werden. Er kann durch spezielle Untersuchungen feststellen, ob es sich tatsächlich um Asthma handelt. Gemeinsam kann dann versucht werden, den Auslöser der Anfälle zu finden. Da der Betroffene einiges tun kann, um Asthmaanfälle möglichst zu verhindern, gibt es Patientenschulungen, die ihn darüber informieren. Je nach Intensität der Beschwerden werden dem Betroffenen darüber hinaus Bronchien erweiternde Medikamente für den Notfall verordnet, eventuell ist auch eine umfassendere Therapie erforderlich.

Bei leichteren Beschwerden können homöopathische und Antihomotoxische Mittel helfen (Tab. 6). Zusätzlich oder begleitend zu einer konventionellen Therapie ist es sinnvoll, das Bronchialgewebe von belastenden Toxinen zu befreien, zum Beispiel mit Hilfe Antihomotoxischer Mittel wie Ubichinon compositum und Coenzyme compositum. Bei einem Asthmaanfall sollte der Betroffene möglichst aufrecht sitzen und die Arme aufstützen, am besten an einem Tisch. Es ist für ausreichend frische Luft und eine ruhige Atmosphäre zu sorgen. Beruhigung tut dem Betroffenen gut. Die vom Arzt verschriebenen Medikamente für Anfälle sollte er immer bei sich tragen und bei schweren Anfällen einnehmen. Verschlimmern sich die Beschwerden oder bessern sie sich nicht binnen einer Stunde, so muss der behandelnde Arzt gerufen werden. Ist er nicht erreichbar, ist der Betroffene ins nächstgelegene Krankenhaus zu bringen. Hier kann ihm mit Bronchien erweiternden Mitteln und sauerstoffangereicherter Luft geholfen werden.

## 4.3    Neurodermitis – auf jeden Fall den Darm sanieren

Die Neurodermitis („Juckflechte") wird auch atopische Dermatitis (atopisch = ungewöhnlich) oder atopisches Ekzem genannt. Sie ist eine Kombination von allergischer Reaktionsbereitschaft mit einer Stoffwechselstörung und einer besonderen psychischen Begleitkomponente.

**Neurodermitis geht einher mit einer Stoffwechselstörung**

Bei einer Neurodermitis treten mehrere der klassischen Allergieformen auf – sowohl allergische Sofortreaktionen als auch verzögerte Spätreaktionen. Meist ist die Haut, häufig sind aber auch die Schleimhäute betroffen, was sich zum Beispiel als allergischer Schnupfen oder als Entzündung im Magen-Darm-Trakt äußern kann. Dies ist anhand der Sechs-Phasen-Tabelle von Reckeweg leicht nachzuvollziehen, handelt es sich doch um

Krankheitssymptome verschiedener Organe in der Entzündungs-phase. So kommt es häufig vor, dass sich das Krankheitsge-schehen zwischen der Haut (in Form eines atopischen Ekzems) und der Nasenschleimhaut (in Form von Heuschnupfen) hin und her bewegt.

**Säuglinge und Kleinkinder besonders häufig von Neuroder-mitis betroffen**

Von einer Neurodermitis sind vorwiegend Säuglinge und Klein-kinder betroffen, die Erkrankung kann aber auch bis ins Erwachsenenalter fortbestehen. Beim Säugling treten die Hauterscheinungen vor allem im Gesicht, an Kopf und Hals, bei älteren Kindern eher in den Ellenbogenbeugen und Kniekehlen auf. Oftmals entstehen aber auch am ganzen Körper raue, rissige, entzündete und nässende Ekzeme, deren beschwerlichste Symptomatik der Juckreiz ist, so dass sich die Kinder nicht selten blutig kratzen. Bettwärme verschlimmert den Juckreiz noch, das kann den Schlaf erheblich stören.

### Hilfe von erfahrenen Therapeuten

Die Therapie einer Neurodermitis gehört auf Grund ihrer Viel-schichtigkeit in die Hand eines erfahrenen Therapeuten. Das Unterdrücken der entzündlich-allergischen Reaktion der Haut mit Kortison wird zwar schnell Abhilfe schaffen und ist in bedrohlichen Fällen auch erforderlich, es sollte jedoch möglichst nicht zur Dauermedikation werden. Denn die Ursache wird mit Kortison nicht therapiert, und nach Absetzen des Präparates ist abzusehen, dass die Symptomatik wiederkehrt.

Entscheidend für den Therapieerfolg bei der Neurodermitis ist die Beseitigung der zugrunde liegenden immunologischen Störung, die meist vor allem mit dem Darm zusammenhängt und mit einer Stoffwechselstörung einhergeht. Mit den ganzheit-lichen Konzepten naturheilkundlich arbeitender Ärzte bestehen sehr gute Möglichkeiten, eine Neurodermitis auszuheilen oder zumindest so zu minimieren, dass die Betroffenen gut damit leben können.

So kann mit einer gezielten mikrobiologischen Therapie die Darmflora entgiftet und wieder fit gemacht werden, damit das darmspezifische Immunsystem seine Aufgaben wieder optimal erfüllen kann. Hierbei werden durch die Gabe von Joghurt und bestimmten Milchsäure bildenden Bakterien „gesunde" Mikroorganismen zugeführt, welche die Darmflora schützen und das Darm-milieu im Sinne einer Ansäuerung normalisieren. Krank machende Darm-bakterien dagegen werden zurückgedrängt.

| Beschwerden | Homöopathische und Antihomotoxische Mittel |
|---|---|
| Ekzeme, Hautentzündungen | Sulfur-Heel und Traumeel und Graphites-Homaccord, je 2 x 1 Tablette/Tag, oder Sulfur (Schwefel), D6, 1–3 x 5 Tropfen/Tag; lokal: Wund-Heilsalbe S |
| Hautausschläge | Cardiospermum-Salbe |
| Hautausschlag wie bei einem Bienenstich | Apis mellifica (Honigbiene), C3–C6, stündlich bis zu 10 x 5 Tropfen |
| juckender Hautausschlag wie bei Berührung einer Brennnessel | Urtica urens (Brennnessel), C3–C6, stündlich bis zu 10 x 5 Tropfen |
| Juckreiz | Kreosotum (Buchenholzteer-Kreosot), D3–D6, 3 x 5 Tropfen/Tag, oder Dolichos pruriens, (Juckbohne), D3–D6, 3 x 5 Tropfen/Tag |
| Juckreiz, der sich durch Wärme verstärkt | Mercurius solubilis (Quecksilber), C6, 1–4 x 5 Globuli/Tag |

Mit Hilfe von homöopathischen und Antihomotoxischen Mitteln können die individuellen Symptome behandelt werden (Tab. 7). Zur Ausleitung von Schadstoffen und zur Förderung der Regeneration von Haut- und Schleimhautzellen eignen sich Antihomotoxische Mittel wie Ubichinon compositum, Coenzyme compositum und Hautfunktionstropfen S. In der Regel gehört zum ganzheitlichen Behandlungskonzept einer Neurodermitis auch

Tab. 7:
Homöopathische und Antihomotoxische Mittel gegen Neurodermitis

die Eigenbluttherapie im Sinne der Gegensensibilisierung.
Gegen den Juckreiz haben sich unter anderem homöopathische
Mittel wie beispielsweise Brennnessel (Urtica urens) aber auch
eine Abreibung mit verdünntem Apfelessig bewährt. Da Wärme
den Juckreiz verstärken kann, sollten Hitzestaus am Körper
vermieden werden, das heißt, die Kleidung sollte nicht zu warm
sein und die Zimmertemperatur im Schlafzimmer sollte nachts
nicht mehr als etwa 18 °C betragen, damit der Juckreiz abgemil-
dert wird.

### Nachtkerzenöl stärkt die Schutzfunktion der Haut

Neurodermitiker neigen zu einer trockenen, empfindlichen
Haut. Die Ursache dafür wird in einer Störung bei der Produk-
tion bestimmter Fette vermutet, die für den Hautschutz wichtig
sind. Meist haben die Betroffenen auch einen Mangel an unge-
sättigten Fettsäuren, die wiederum für die Steuerung der
Abwehrzellen eine wichtige Rolle spielen. Die Einnahme von
Nachtkerzenöl und Kreuzkümmelöl führt dem Körper jene
Fettsäuren zu. Oft zeigt sich nach einer mehrmonatigen
Einnahme allein durch diese Maßnahme eine Besserung der
Beschwerden.

Auch äußerlich kann behandelt werden. Dabei gilt beim akuten
nässenden Ekzem der Grundsatz: feucht auf feucht. Feuchte
Umschläge mit schwarzem Tee, chinesischem grünen Tee,
Kamillentee oder einfach Olivenöl oder Johanniskrautöl (alles
aus kontrolliert biologischem Anbau) haben sich bewährt.

**Milde Pflege für die empfindliche Haut**

Die Körperpflege sollte möglichst mit Substanzen erfolgen, die
kein allergenes Potenzial haben, also auch keine Parfums
enthalten. Zur Behandlung der trockenen, empfindlichen Haut
sind auch Harnstoffpräparate gut geeignet – sie fördern die
Wasserbindungsfähigkeit der Haut und lindern den Juckreiz

(z.B. Ureata Harnstoffsalbe S). Salben mit Calendula oder
Hamamelis können ebenfalls hilfreich sein. Des Weiteren gilt:
Keine Seife oder gechlortes Wasser verwenden, sinnvoll sind
seifenfreie Waschpräparate (z.B. pH-5-
Eucerin, Sebamed). Auch ein Öl-
Milchbad kann der Reinigung dienen:
Hierfür werden ein Esslöffel Olivenöl
und 200 Milliliter Milch in die Bade-
wanne geben. Beliebt ist die Verwen-
dung von Salzzusätzen, zum Beispiel
Bäder mit Salz vom Toten Meer.

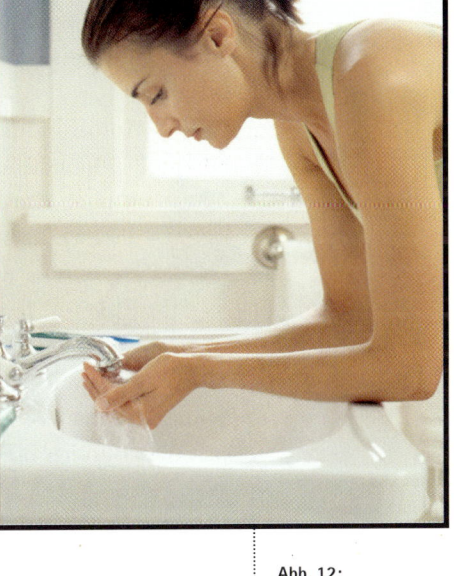

Die Ernährung spielt bei Neurodermitis
in vielen Fällen keine so große Rolle,
wie noch häufig angenommen wird.
Zwar gibt es viele Nahrungsmittel, die
mit Neurodermitis in Zusammenhang
stehen, doch letztlich gilt die individuelle Sensibilität. Was bei dem einen den
Zustand verschlechtert, kann bei dem
anderen ohne Auswirkungen bleiben.
Hier gilt: Austesten, was vertragen wird
und was nicht.

Abb. 12:
Wer empfindliche
Haut hat, sollte
beim Waschen
möglichst auf Seife
verzichten oder
seifenfreie Wasch-
präparate verwenden.

Bei Neurodermitis haben sich auch Klimakuren an der Nordsee
oder an vergleichbaren Orten gut bewährt. Besonders Aufenthalte am Toten Meer können Linderung verschaffen. Und da
eine Neurodermitis meist mit einer psychischen Begleitkomponente einhergeht, sind Maßnahmen, die sich positiv auf die
Psyche auswirken, sehr vorteilhaft – oft ist auch eine psycho-
therapeutische Unterstützung hilfreich.

# 5 Allergien durch Schadstoffe in der Luft

Wer „frische Luft schnappen" will, hat es oftmals etwas schwer. Denn nicht überall ist die Luft so frisch, wie sie eigentlich sein sollte. Vielerorts ist sie erheblich mit Schadstoffen belastet.

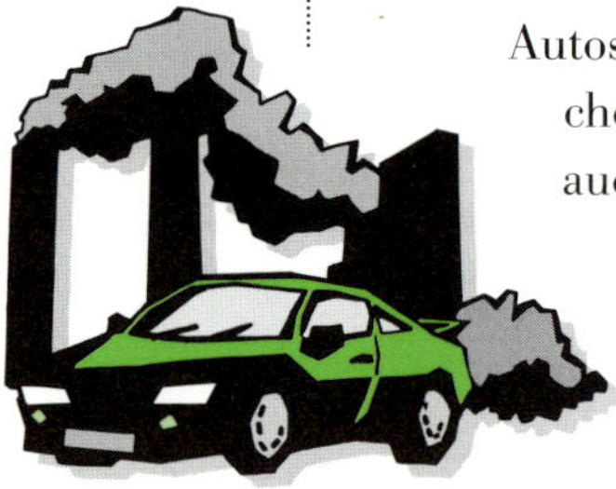

Autos, Industriebetriebe, Müllverbrennungsanlagen, chemische Reinigungen, Heizkraftwerke und zum Teil auch Hausfeuerungen blasen etliche Stoffe in die Luft, die die Gesundheit beeinträchtigen können. Zu diesen Schadstoffen zählen vor allem Kohlendioxid, Formaldehyd, Benzol, Stickstoffdioxid, Ruß, Schwefeldioxid, Asbest sowie Staub mit Schwermetallanlagerungen wie Blei oder Kadmium; des Weiteren zahlreiche chemische Industriestoffe. Im privaten Bereich bewirkt zum Beispiel Tabakrauch „dicke Luft".

Abb. 13:
Autos und Industriebetriebe sorgen oftmals für „dicke Luft".

Schadstoffe aus der Luft gelangen über die Lunge, über die Haut und über den Darm in den Körper. Sie können allgemeine „Vergiftungsreaktionen" wie Übelkeit, Kopfschmerzen und Müdigkeit hervorrufen, aber auch allergische Reaktionen verursachen oder solchen den Weg bereiten.

## 5.1 Studien über Luftbelastung und Allergien

Zahlreiche Studien bestätigen den Zusammenhang zwischen belasteter Luft und allergischen Reaktionen. So wurde in einer Umwelt-Studie aus München untersucht, ob es einen Zusammenhang zwischen dem Maß an Verbrennungsgasen und der

Häufigkeit eines atopischen Ekzems gab. Als Verbrennungsgase, speziell der Industrie, wurden Stickstoffdioxid, Stickoxid, Schwebstaub und Staubniederschlag gemessen. Die Ergebnisse der Studie zeigten: Verglichen mit einem „Reinluftgebiet" in Oberbayern wurden in den drei luftbelasteten Testregionen deutlich mehr Fälle von allergischen Hautekzemen registriert. Und: Je näher die Betroffenen an einer vielbefahrenen Straße mit hohen Schadstoffkonzentrationen wohnten, desto stärker und öfter litten sie generell an einem Ekzem oder an Neurodermitis. Auch die mit dem starken Verkehrsaufkommen verbundene Lärmbelästigung schien ein Faktor der Allergisierung zu sein.

**Je mehr Schadstoffe in der Luft, desto höher das Allergierisiko**

Ähnliche Ergebnisse erbrachte die Umweltstudie eines Forscherteams der Ludwig-Maximilian-Universität München. Sie erfasste von 1992 bis 1999 die Häufigkeit von allergischen Erkrankungen bei Menschen in industriell schadstoffbelasteten Gebieten (u.a. durch Metallindustrie) im Vergleich zu denen, die in „reiner" Luft wohnten. Teilnehmer der Studie waren Kinder zwischen 5 und 14 Jahren sowie Frauen im sechsten Lebensjahrzehnt.

Die Ergebnisse zeigten auf, was die Forscher erwartet hatten: In den belasteten Gebieten hatten wesentlich mehr Studienteilnehmer eine Allergie, Heuschnupfen, Ekzeme, Augenentzündungen und Sensibilisierungen gegen Pollen, Milben oder Tierhaare als in den nicht belasteten Regionen.

**Chemieunfälle zerstören mehr als „nur" die Natur**

Auch Chemieunfälle zerstören mehr als „nur" die Natur. Die Schadstoffe, und zwar nicht nur die Hauptschadstoffe des Unfalls, sondern auch deren Begleitstoffe, können in den Körper und dort in die Matrix gelangen und den Grundstein für allergische Erkrankungen legen. So untersuchten Wissenschaftler beispielsweise, wie oft ein allergisches Ekzem bei 511 Kindern vorkam, die 1993 im Umkreis eines Chemieunfalls in Frankfurt lebten. Ergebnis: Im Vergleich mit einer Kontrollgruppe von gleichaltrigen Kindern litten die betroffenen Kinder nach dem Chemieunfall doppelt so häufig an einem allergischen Ekzem oder an einer Hautentzündung.

## 5.2 Stadt und Land im Vergleich

Andere Umweltmediziner und Allergologen wollten feststellen, ob bei Kindern, die in einer „normalen" Stadt wohnen, auf Grund der städtischen Schadstoffbelastung mehr allergische Erkrankungen auftreten, als bei Kindern, die auf dem Land leben. Das Ergebnis: Die „Stadtkinder" litten tatsächlich häufiger an allergischen Symptomen als die Kinder auf dem Land. Auch eine vermehrte Sensibilisierung, etwa auf Katzenhaar, Hausstaubmilben und Pollen, war zum Teil nachweisbar.

**Unterschiedlicher Pollenflug in der Stadt und auf dem Land**

Die erhöhten Reaktionen der Stadtkinder auf Pollen und Tierhaare verwundern zunächst, kommen doch die Landkinder damit viel öfter in Kontakt. Dafür gibt es jedoch einfache Erklärungen: Die erhöhte Pollensensibilität erklärt sich aus den unterschiedlichen Luftverhältnissen in Stadt und Land. Die größte Pollenausschüttung in ländlicher Umgebung erfolgt in den Morgenstunden. Mittags wird ein großer Teil der Pollen mit zunehmender Erwärmung in die Luft getragen und verbreitet.

Wenn sich die Luft am Nachmittag wieder abkühlt, sinken die Pollen, so dass für die Landbewohner Entwarnung gegeben werden kann. Anders in der Stadt: Über den Städten bleibt die Luft durch die dichte Bebauung und die höhere Schadstoffkonzentration länger warm. Die Pollen „sinken" viel später als auf dem Land. So gibt es in der Stadt noch bis Mitternacht eine hohe Pollenbelastung.

Und die Katzenhaarsensibilisierung? Katzen beziehungsweise Tiere werden in der Stadt hauptsächlich in der Wohnung gehalten, auf dem Land dagegen sind sie hauptsächlich draußen. Die Kinder kommen dort nicht so intensiv mit den Eiweißstoffen in Kontakt, welche in Speichel, Hautzellen und Haaren der Tiere enthalten sind.

Schadstoffe aus der Luft gelangen auch über andere Wege in den Körper. Die Abgase von beispielsweise Kraftwerken oder Autos steigen zum Teil „hoch hinaus" und werden dort wiederum an Regen oder Schnee gebunden. Manche Gase machen den Regen „sauer", die Säure regnet mit dem Regen oder Schnee auf die Erde zurück. Waldgebiete, Flüsse und Seen werden dadurch stark belastet, was sich nicht nur negativ auf die Bäume und deren Sauerstoff- produktion, sondern auch auf das Trinkwasser auswirken kann.

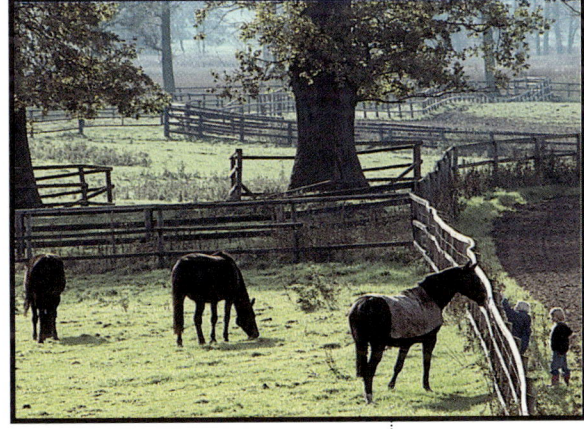

Abb. 14:
Frische Luft und viel Natur – „Landkinder" sind seltener von Allergien betroffen als „Stadtkinder".

Die einzige effektive Maßnahme zur Bekämpfung des Waldster- bens besteht in der Verminderung der Schadstoffemission aus Verkehr, Industrie und Energieerzeugung.

## 5.3 Die gute Nachricht: Mehr Umwelt- schutz, weniger Allergien

Angesichts all dieser nicht erfreulichen Fakten zur Luftbelastung gibt es zum Glück eine positive Nachricht: Eine Einschränkung der Umweltverschmutzung durch Umweltschutzmaßnahmen kann zu einem Rückgang von allergischen Reaktionen führen! Das ergab zum Beispiel eine Beobachtung an einer Gruppe von Kindern. Viele von ihnen hatten keine allergischen Reaktionen mehr, nachdem im Laufe von drei Jahren in den entsprechenden Regionen Umweltschutzmaßnahmen erfolgt waren.

Umweltschutz lohnt sich. Hier ist jeder einzelne gefordert, vor allem aber auch die Politiker, um den Umweltschutz in großem Rahmen voranzutreiben. Den entstehenden Kosten können dabei die nicht entstehenden Kosten im Gesundheitswesen durch allergiebedingte Arbeitsausfälle, Frühberentung, Kuren, Rehabilitationsmaßnahmen, Medikamente usw. gegenübergestellt werden.

**Regeneriert sich die Umwelt, so kann sich auch das Immunsystem „erholen"**

## 5.4 Dicke Luft aus dem Glimmstengel

Eine Schadstoffbelastung der Luft, die jeder selbst mit beeinflussen kann, ist Zigarettenrauch. Die primären gesundheitsschädigenden Wirkungen des aktiven und passiven Rauchens sind hinlänglich bekannt. Doch auch Allergie fördernde Auswirkungen wurden im Rahmen von Studien festgestellt.

Bereits im Mutterleib kann der Fötus durch Rauchen der Mutter Schaden nehmen. So wurde in einer Studie die Allergiehäufigkeit bayerischer Vorschulkinder mit dem mütterlichen Rauchverhalten in der Schwangerschaft verglichen. Das ergab: 52,2 Prozent der Kinder, deren Mütter geraucht hatten, litten im Vorschulalter an Asthma, Heuschnupfen oder an einem atopischen Ekzem. In der Vergleichsgruppe, in der die Mütter in der Schwangerschaft nicht geraucht hatten, entwickelten nur 35,7 Prozent der Kinder allergische Symptome.

Nikotin kann die Plazentaschranke passieren und über die Muttermilch ausgeschieden werden. Im Nabelschnurblut von Föten, deren Mütter in der Schwangerschaft rauchten, wurden erhöhte Werte des Antikörper-Typs IgE gemessen; die Föten waren schon sensibilisiert für das Antigen Nikotin.

Kinder leiden ebenfalls unter dem Passivrauchen. Bedauerlicherweise wird diese Gefahr von den rauchenden Eltern oft nicht erkannt und von Kinderärzten kaum thematisiert. So ergaben Umfragen, dass viele Eltern mit Kleinkindern noch nie über die Auswirkungen ihres Rauchens auf ihre Kinder nachgedacht hatten. Und mehr als 40 Prozent der Befragten meinten, dass Umwelteinflüsse wie Autos oder Verbrennungsanlagen schädlicher für ihre Kinder seien als das Rauchen in der eigenen Wohnung ...

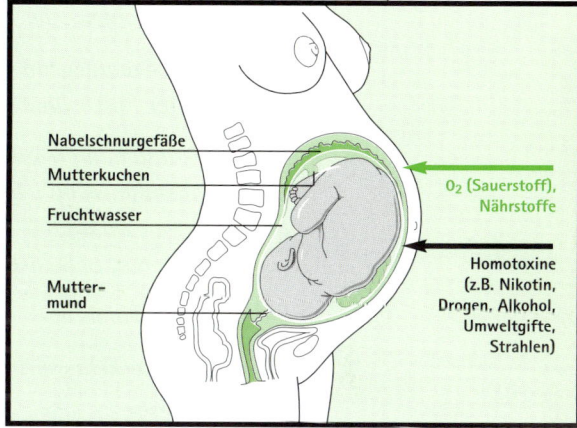

Nabelschnurgefäße

Mutterkuchen

Fruchtwasser

Muttermund

O₂ (Sauerstoff), Nährstoffe

Homotoxine (z.B. Nikotin, Drogen, Alkohol, Umweltgifte, Strahlen)

Abb. 15: Sauerstoff und Nährstoffe, aber auch Schadstoffe, gelangen über die Nabelschnur in den Stoffwechsel des Föten.

**Das können Sie tun**

- *Sofern möglich: Orte oder Stellen mit stark schadstoffbelasteter Luft ganz meiden oder die Aufenthalte dort begrenzen.*

- *Wenn möglich, Wohngegend und Arbeitsplatz in Regionen mit wenig belasteter Luft wählen.*

- *Wer in Großstädten, nahe oder in Industriegebieten mit hohem Schadstoffausstoß lebt oder arbeitet, tut seiner Gesundheit Gutes, wenn zumindest die Urlaube und möglichst viel Freizeit in anderen, unbelasteten Gegenden verbracht werden.*

- *In Städten sind Wohnungen in Randlage zu bevorzugen.*

- *Wohnungen an verkehrsreichen Straßen oder Kreuzungen möglichst meiden.*

- *Die Wohnung eher mit Strom oder Gas heizen als mit Holz oder Kohle.*

- *Umweltschutzmaßnahmen im persönlichen Umfeld beherzigen, eventuell auch selbst in (lokalen) Umweltschutzvereinen aktiv werden.*

- *Das Auto möglichst oft stehen lassen und auf das Fahrrad oder öffentliche Verkehrsmittel umsteigen.*

- *Im Auto das Gebläse ausschalten, wenn Ampeln, Kreuzungen oder Staus ein Anhalten erfordern.*

- *Wenn Sie höheren Schadstoffbelastungen ausgesetzt sind, so sollten die Schadstoffe im Körper möglichst schnell ausgeleitet werden, zum Beispiel mit einer Antihomotoxischen Behandlung.*

● *Gesunde Lebensführung und vollwertige Ernährung stärken die Widerstandskräfte gegen Schadstoffauswirkungen. So stärken zum Beispiel ungesättigte Fettsäuren (z.B. in Nachtkerzenöl) und „Radikalenfänger" (z.B. Selen, Vitamin A, C und E) die Schutzmechanismen der Haut und Schleimhaut.*

● *Eine wichtige Maßnahme für Raucher, um Zusatzbelastungen zu vermeiden: Das Rauchen reduzieren, möglichst ganz darauf verzichten.*

● *Rauchen Sie nie in Gegenwart schwangerer oder stillender Frauen!*

● *Nach einer Geburt gilt: Mit jedem Monat Stillen schützen Sie die Haut und die Bronchien Ihres Kindes länger.*

● *Um einem atopischen Ekzem vorzubeugen: Halten Sie die Schutzfunktionen Ihrer Haut aufrecht, indem Sie auf übermäßige Reinigung und hohen Verbrauch an Reinigungsmitteln verzichten.*

● *Bei Hautkontakt mit chemischen Substanzen(z.B. Putzmittel) stets Schutzhandschuhe tragen.*

● *Nach dem Waschen die Hände eincremen, um Hautrisse durch Trockenheit zu vermeiden.*

# 6 Elektrosmog schwächt das Immunsystem

Der Begriff „Smog" bezeichnet Dunst, der mit Abgasen und Rauch vermischt ist und in bestimmten Wetterlagen vor allem über Industriestädten wabert. Es gibt aber noch andere Varianten von Smog – zum Beispiel den Elektrosmog. Dies ist eine Mischung aus natürlichen Erdstrahlen, künstlichen elektromagnetischen Strahlen sowie elektromagnetischen Feldern. Elektrosmog kann ebenfalls wie ein „Dunst", jedoch völlig unsichtbar, über Regionen, Gebäuden und in Innenräumen auftreten.

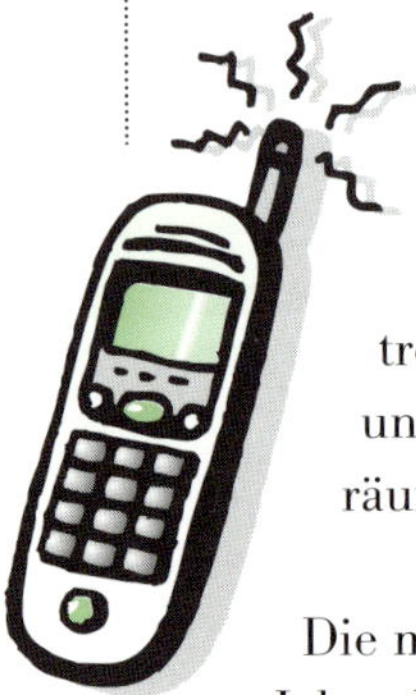

Abb. 16:
Die moderne Informationstechnik hat zu einer starken Zunahme von elektromagnetischer Strahlung geführt.

Die moderne Elektro- und Informationstechnik der letzten Jahrzehnte hat zu einer starken Zunahme von elektromagnetischer Strahlung geführt (Tab. 8). So, wie eine Belastung mit beispielsweise chemischen Schadstoffen den Organismus beeinträchtigt, so gehen auch elektromagnetische Wellen an ihm nicht spurlos vorbei, zumal der Mensch diesem Bombardement heute fast 24 Stunden pro Tag ausgesetzt ist.

Wie bei anderen Homotoxinen, ist auch beim Elektrosmog nicht nur die belastende Strahlung an sich ausschlaggebend für eine Schädigung, sondern maßgeblich ist das „Gefüge" aus Aggressivität der Strahlung. Intensität ihrer Einwirkung, Zustand des energetischen Gleichgewichts des Körpers und Funktionstüchtigkeit seines Immun- und Entgiftungssystems. Auch wenn der Elektrosmog an sich unsichtbar ist, so bietet das Wissen um dieses „Gefüge" viele Ansatzpunkte, um das Risiko einer Schädigung möglichst gering zu halten.

## 6.1   Der Körper – ein hervorragender elektrischer Leiter

Physikalische Tatsache ist, dass Erdstrahlen und elektromagnetische Felder auf den menschlichen Körper treffen, der mit seinem Wasseranteil von etwa 70 Prozent ein hervorragender elektrischer Leiter ist. Er enthält Millionen winziger „Magneten": Jedes Wassermolekül und alle Eiweißstrukturen in unserem Körper verhalten sich als Dipole mit Plus- und Minus-Ladungen wie Magneten. Jede Zellmembran in ihrer Funktion als Umhüllung einer Zelle besitzt eine natürliche Ordnung der Ladungen in ihrer Eiweiß- und Fettanordnung.

Wird diese Ordnung durch elektromagnetische Strahlen gestört, kommt es zu „falschen" Reaktionen der Zelle. Sie sendet eventuell falsche Impulse bei der Informationsübertragung, öffnet sich für ein falsches Molekül oder schickt unkontrolliert Hormone auf den Weg.

*Millionen winziger „Magneten" sind im Körper*

Im Laufe der Evolution hat sich der Organismus an das Auftreffen verschiedener Strahlen gewöhnt, indem er spezielle Reparaturenzyme ausgebildet hat. Diese können strahlungsbedingte Veränderungen des Eiweißmusters in den Zellen unter folgenden Voraussetzungen bis zu einem gewissen Grad beheben:

◆ wenn die Veränderung durch die Strahlung nicht zu schwerwiegend ist,
◆ wenn alle Bausteine der Enzyme – zum Beispiel Vitamine oder Spurenelemente – ausreichend vorhanden sind
◆ und wenn die Enzyme nicht anderweitig überlastet sind.

Nun ist der Organismus in der heutigen Zeit so vielen chemischen und elektrischen Außenreizen ausgeliefert wie nie zuvor in der Evolution.

Das Verarbeiten und Einschwingen der Strahlung in das energetische Gleichgewicht des Körpers kostet ihn Energie. Kinder, alte und durch Homotoxine bereits geschwächte Menschen können diese Energie nicht ohne weiteres aufbringen. Die Strahlung wird dann ebenfalls zum Homotoxin, das seinen Weg in die Matrix findet und später die Zellen schädigen kann.

**Der Organismus muss heutzutage viele elektrische Reize kompensieren**

Gelingt es dem Organismus nicht, die ihn belastende elektromagnetische Strahlung zu kompensieren, so kann das folgende, in Studien dokumentierte Auswirkungen haben:

◆ Verminderung der Abwehrfunktion der weißen Blutkörperchen und der Gewebezellen – dadurch mehr Infekte, mehr Allergien
◆ Änderung der Zelldichte (vermehrte Durchlässigkeit) und Änderung des Zellmilieus – dadurch vermehrt Allergien
◆ Beeinflussung der Hormonfunktionen, besonders in Bezug auf das Schlaf-Wach-Verhalten – dadurch Schlafstörungen, Gereiztheit, Stimmungsschwankungen, Depressionen, Konzentrationsstörungen
◆ Beeinflussung der Nervenenden in der Matrix an allen Organen – dadurch vegetative Erschöpfung, Herzstolpern, Kopfschmerzen, Ohrgeräusche, Schwindel, Verdauungsstörungen, Sexualstörungen

## 6.2 Wie wird Strahlenbelastung festgestellt?

Es gibt mehrere Methoden, um eine Strahlenbelastung festzustellen. Menschen mit einem Sinn für Radiästhesie (= Strahlenfühligkeit) können belastende Schwingungen mit einer „Antenne" (Rute, Biotensor) erfassen. Therapeuten nutzen oftmals den kinesiologischen Muskeltest, um die Strahlenauswirkung auf den Betroffenen zu prüfen. Ferner stehen zum Nachweis die Methoden der bioenergetischen Regulationsverfahren zur Verfügung, zum Beispiel die Elektroakupunktur nach Voll (EAV).

Der Baubiologe wiederum verfügt über technische Messverfahren, um Strahlungsintensität in und im Umfeld der Wohnung des Betroffenen zu bestimmen. Die Strahlungsbelastung an einem bestimmten Standort entspricht meist der Stärke der Beschwerden des Betroffenen.

Auch im medizinischen Bereich können Strahlenbelastungen auftreten, beispielsweise durch Diagnoseverfahren wie Röntgen, Sonographie, Magnetresonanztomographie (MRT), Computertomographie und Positronenemissionstomographie (PET). Zweifelsohne sind sie bei bestimmten medizinischen Fragestellungen sehr wertvoll. Jedoch gilt auch hier: Nicht mehr als unbedingt nötig.

Manche Menschen mit Neigung zu Allergien reagieren auch auf elektromagnetische Felder durch Amalgamfüllungen oder Goldkronen sehr sensibel.

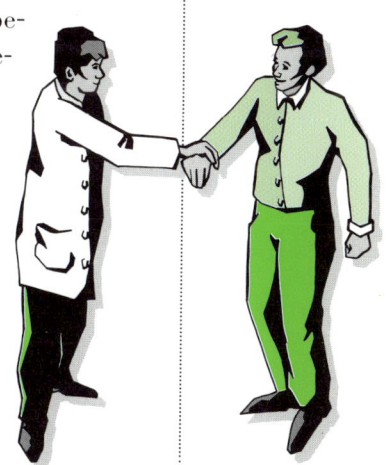

Abb. 17:
Therapeuten nutzen oftmals den kinesiologischen Muskeltest, um Strahlungsauswirkungen beim Patienten festzustellen.

## 6.3 Möglichkeiten der Bioresonanztherapie und der Antihomotoxischen Behandlung

Sind Störquellen nach einer baubiologischen beziehungsweise therapeutischen Beratung beseitigt oder abgeschirmt, ist es sinnvoll, auch den Körper von den entstandenen Schäden zu befreien. Bei Strahlungsbelastung hat sich unter anderem die Kombination aus Bioresonanztherapie und Antihomotoxischer Therapie bewährt.

**Viel Trinken – das unterstützt den Abtransport der Gifte**

Die Bioresonanztherapie basiert auf dem Prinzip der Bioresonanz, das heißt, auf dem Mitschwingen elektromagnetischer Schwingungen. Bei der Therapie werden Irritationssignale im Körper durch inverse Schwingen aufgehoben. Um strahlungsbedingte Homotoxine auszuleiten, sind entgiftende und ausleitende Antihomotoxika wie zum Beispiel Contravenenum M. oder Lymphomyosot hilfreich. Reichliches Trinken – zwei bis drei Liter Tee oder Wasser täglich – unterstützt den Abtransport der Gifte. Zur Stärkung der Abwehrkräfte können zum Beispiel Galium-Heel oder die Immunstärkungskur mit Fides-Homobionen (enthält u.a. Echinacea, Bryonia, Berberis) eingesetzt werden. Darüber hinaus tragen Autogenes Training und Meditation dazu bei, die innere Harmonie wieder herzustellen.

### 👉 Das können Sie tun

- *Das Gesundheitsrisiko durch Elektrosmog hängt unter anderem von der Intensität und der Entfernung der Strahlungsquelle ab. Prüfen Sie daher vor jedem Umzug, ob die Wohnung mindestens 250 Meter von Hochspannungsmasten, Trafos oder Eisenbahnschienen entfernt liegt.*

● *Lassen Sie sich eventuell von einem Baubiologen beraten.*

● *Lassen Sie in Ihrem Haus oder in Ihrer Wohnung einen Netz-freischalter einbauen, der alle Leitungen stromfrei hält, wenn sie nicht eingeschaltet sind.*

● *Gewöhnen Sie sich daran, elektrische Geräte nach Gebrauch auszuschalten.*

● *Entfernen Sie elektrische Geräte aus dem unmittelbaren Lebensbereich. „Verstecken" Sie Mikrowelle und Kühl-schrank hinter der Küchentür. Halten Sie beim Fernsehen 3 Meter Abstand zum Fernseher. Stellen Sie Lampe und Wecker möglichst weit weg vom Bett. Handys möglichst nicht eingeschaltet am Körper tragen.*

- ◆ Überlandleitungen
- ◆ Telefonleitungen
- ◆ Trafos
- ◆ Trassen
- ◆ Haushaltsqeräte
- ◆ Computer
- ◆ Handys

Tab. 8:
Beispiele für Quellen elektromagnetischer Strahlung

● *Keine Heizkissen, Heizdecken, Wasserbetten verwenden, wenn Sie zu Allergien und Befindlichkeitsstörungen neigen.*

● *Bei Allergien und Schlafstörungen wenden Sie sich an einen (antihomotoxisch tätigen) Therapeuten. Unterstützen Sie die Wirkung der verordneten Mittel durch reichliches Trinken, vollwertiges Essen und ausreichende Zufuhr von Vitaminen, Mineralstoffen und Spurenelementen.*

● *Holen Sie von einem antihomotoxisch tätigen Therapeuten Rat zur Giftausleitung von Zahnfüllungen ein.*

● *Fragen Sie vor jeder geplanten Röntgenuntersuchung oder Diagnostik mit elektromagnetischen Wellen, ob diese medizi-nische Information nicht anders zu bekommen wäre.*

# 7 Photochemischer Smog an schönen Sommertagen

Während in der kalten Jahreszeit Schadstoffe wie Schwefeloxide, Schwebestaub und Kohlenmonoxid zum so genannten Winter-Smog führen können, kommt es im Sommer oft zum photochemischen Sommer-Smog. Hierbei bildet sich aus Stickstoff- und Schwefeloxiden (aus Abgasen) in Verbindung mit starker Sonneneinstrahlung bodennahes Ozon. Im Gegensatz zur Ozonschicht, die sich 20 bis 45 Kilometer über der Erdoberfläche befindet und das Leben auf der Erde vor kurzwelligen Sonnenstrahlen abschirmt, stellt das bodennahe Ozon eine Belastung für die Gesundheit dar.

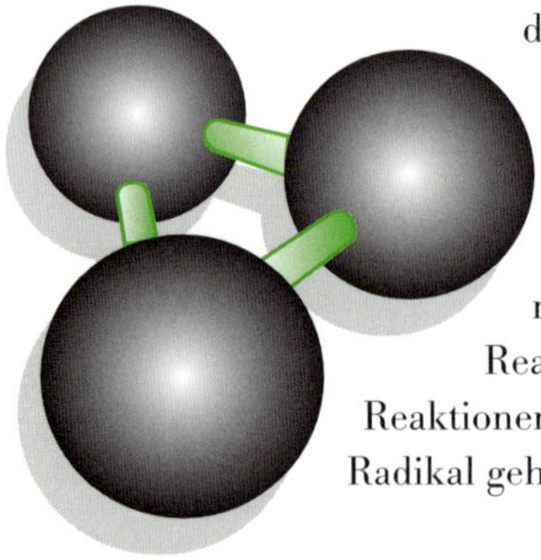

Abb. 18:
Das Ozonmolekül ($O_3$). Die „Harmonie" trügt, denn eines der drei Sauerstoffatome lauert auf einen neuen Bündnispartner.

## 7.1 Freie Radikale auf der Pirsch

Die Entstehung von Ozon im Detail: Durch starke Sonneneinstrahlung zerfällt Stickstoffdioxid in Stickstoffmonoxid und ein aggressives Sauerstoffradikal (O), das so genannte freie Radikal, da es ein ungepaartes Elektron besitzt. Das freie Radikal verbindet sich nun mit einem Sauerstoffmolekül ($O_2$) zu Ozon ($O_3$). Ozon verfügt seinerseits auch über ein ungepaartes Elektron, was dem Ozonmolekül – auf der Suche nach neuen chemischen Partnern – eine große Reaktionsfreudigkeit verleiht. Bei chemischen Reaktionen zerfällt das Ozonmolekül und das freie Radikal geht erneut auf die Pirsch ...

66

Ozon ist ein starkes Oxidationsmittel und kann viele Stoffe, wie zum Beispiel Metalle, oxidieren. Es reagiert ebenso mit organischen Verbindungen, zum Beispiel Körperzellen, und kann dabei etlichen Schaden anrichten. Auch die freien Radikale sind „Oxidanzien". Sie können die Körperzellen attackieren, greifen aber auch in Enzymsysteme ein.

### Atemwege und Bindehaut sind besonders betroffen

Da Ozon und die freien Radikale hauptsächlich über die Atmung in den Körper gelangen, sind beim Sommer-Smog vor allem die Schleimhäute der Atemwege und die Bindehaut der Augen betroffen. Typische Symptome sind Hustenreiz, Engegefühl in der Brust, eventuell Atemnot, Augenbrennen, Kopfschmerzen und bei hohen Ozonkonzentrationen eine Schwächung der Lungenfunktion. Darüber hinaus erhöht Ozon die Empfindlichkeit der Bronchien gegenüber Allergenen. Dieser Effekt beruht nicht nur auf der Schleimhautschädigung, sondern auch auf der Wirkung von Ozon auf das Immunsystem. Ozonbelastung verringert die Aktivität der weißen Blutkörperchen und der „Killerzellen", die bei der Vernichtung von Bakterien und Viren aktiv sind. Des Weiteren wird die Kampfkraft der Körperzellen gegen Tumorzellen geschwächt.

**Freie Radikale gelangen vor allem über die Atemwege in den Körper**

Freie Radikale gelangen nicht nur von außen in den Körper, sondern werden auch bei manchen „internen" Reaktionen freigesetzt, zum Beispiel bei Entzündungen oder allergischen entzündlichen Prozessen.

Der Körper musste schon seit jeher mit einem gewissen Maß an freien Radikalen fertig werden und daher hat der Mensch im Laufe der Evolution „antioxidative" Schutzmaßnahmen entwickelt. Es sind zumeist Enzyme, die die „einsamen" Elektronen abfangen. Aber auch Eiweißstoffe und Vitamine sind als

„Kofaktoren" wichtig, ebenso bestimmte Fettsäuren. Zur Entgiftung der Oxidanzien ist der Körper also auf eine ausreichende Menge an Enzymen, Vitaminen, Mineralstoffen und Spurenelementen angewiesen. Das ist durch eine ausgewogene Ernährung meist gewährleistet. Steigt jedoch die Menge an Oxidanzien durch Entzündungsprozesse im Körper oder durch Radikale in der Außenluft – etwa Ozon – so kann das die Entgiftungsmechanismen überfordern. Daher gilt: Bei hohen Ozonkonzentrationen in der Außenluft anstrengende Aktivitäten draußen

**Ozonwarnung in den Medien**

Zwischen 13 und 19 Uhr ist die Ozonbelastung auf Grund der Sonneneinstrahlung am höchsten. Ozonkonzentrationen von 100–120 Mikrogramm pro Kubikmeter Außenluft werden von gesunden Menschen meist kompensiert beziehungsweise entgiftet. Beträgt die Ozonkonzentration 150–200 Mikrogramm pro Kubikmeter Luft, können bei gefährdeten Menschen schon Beschwerden auftreten. Ab 360 Mikrogramm Ozon pro Kubikmeter Außenluft wird die Bevölkerung über die Medien darauf hingewiesen, Anstrengungen im Freien zu vermeiden.

vermeiden. Denn Anstrengung lässt tief und schnell atmen, das heißt, es wird mehr Ozon eingeatmet. Am besten Innenräume aufsuchen (siehe auch „Ozonwarnung in den Medien").

Zusätzlich ist es sinnvoll, neben einer ausgewogenen Ernährung die Entgiftungsmechanismen des Organismus gezielt zu unterstützen, zum Beispiel mit Antihomotoxischen Mitteln wie Ubichinon compositum und Coenzyme compositum.

## 7.2   Wer muss sich besonders in Acht nehmen?

Wer bereits überempfindliche Atemwege hat, wer allergisch reagiert oder gar unter Asthma leidet, sollte bei erhöhten Ozonwerten besonders vorsichtig sein. Bereits bei einer relativ geringen Erhöhung der Ozonkonzentration auf ca. 140 Mikrogramm pro Kubikmeter Außenluft reagieren diese Menschen eventuell schon mit Atembeschwerden. Allergiker sollten ab gemeldeten Ozonwerten von 180 Mikrogramm pro Kubikmeter Außenluft jede körperliche Anstrengung draußen vermeiden, am besten gleich „drinnen" bleiben.

Als gefährdete Gruppe gelten auch Säuglinge und Kleinkinder, denn ihr Entgiftungs- und Immunsystem ist noch nicht ausgereift. Sie sollten ab Ozonkonzentrationen von über 180 Mikrogramm pro Kubikmeter Luft möglichst nicht draußen spielen oder ausgefahren werden. Besonders gefährdet sind asthmakranke Kinder. Ist ein Umzug in eine „gesündere" Wohngegend nicht möglich, obliegt es den Eltern, für eine gute ärztliche Betreuung zu sorgen sowie für eine gesunde Ernährung, die ein ausreichendes Maß an Antioxidanzien bietet.

**Ab 180 Mikrogramm Ozon pro Kubikmeter Außenluft gilt für Allergiker: am besten „drinnen" bleiben!**

 **Das können Sie tun**

- *Vollwertige Ernährung mit viel Vitamin C und E (z.B. enthalten in Gemüse, Kartoffeln, Fisch) versorgt den Körper mit Antioxidanzien und unterstützt somit die Entgiftungsfunktionen.*

- *Wenn Sie bereits zu Allergien neigen, sollten Sie vor Sommerbeginn einen naturheilkundlich ausgebildeten Arzt aufsuchen. Eine Antihomotoxische Therapie könnte Ihre erhöhte Empfindlichkeit gegenüber Ozon und die allergischen Beschwerden verringern.*

- *Unterstützen Sie entgiftende Therapien mit viel Flüssigkeit! Versuchen Sie, an heißen Tagen stündlich 1–2 Gläser Wasser zu trinken!*

- *Stärken Sie Ihre Abwehr mit Echinacin, Echinacea compositum, Engystol oder Echinacea Homobion D9. Euphrasia (Augentrost) in homöopathischer Potenz wirkt als „Scheibenwischer der Hornhaut" und stärkt die Bindehaut.*

- *Verzichten Sie bei intensiver Sonnenstrahlung (z.B. im Hochsommer, im Gebirge oder am Meer) möglichst auf lange Sonnenbäder. Denn auch dadurch wird der Körper mit freien Radikalen belastet. Die Sonne lässt sich auf „vorsichtige Art" – mit Lichtschutz und Kopfbedeckung oder im Halbschatten – ebenso genießen. Gleichzeitig wird dadurch Hautkrebs vorgebeugt.*

- *Beachten Sie die Ozonwerte (Durchsagen im Radio, Telefon, Veröffentlichung in Zeitungen) und richten Sie Ihre Tagesaktivität danach. Vermeiden Sie anstrengende Aktivitäten wie Radfahren, Joggen, Fußballspielen oder Gartenarbeit an heißen Nachmittagen.*

- *Befolgen Sie bei Ozonwarnung die Aufforderung, das Auto stehen zu lassen.*

- *Mit jeder Zigarette setzen Sie „Brennstoff" für photochemischen Smog frei. Daher: Weg mit dem „Glimmstengel".*

- *Asthmatiker sollten bei Ozonwarnungen Notfallmedikamente bereithalten, die Atemfunktion kontrollieren (z.B. mit einem Peakflowmeter) und sorgfältig ihr Asthmatagebuch führen.*

# 8 Es grünt so grün – Pollenallergiker freut das gar nicht

Nach dunklen Wintertagen ist die Sehnsucht groß nach Sonne, Wärme, grünen Bäumen und bunten Blumen. Die ersten Frühlingstage locken die Menschen scharenweise in die Natur. Nur Pollenallergiker bleiben zu Hause, ja verkriechen sich geradezu in ihren „vier Wänden", um jeglichen Kontakt mit Pollen zu vermeiden.

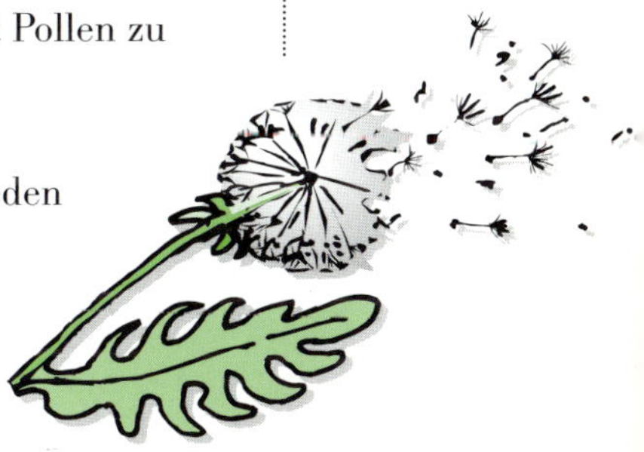

Das Problem ist, dass Pollen kaum gänzlich gemieden werden können. Das Erfreuliche jedoch ist, dass auch die Reaktionsbereitschaft auf Pollen im Sinne einer Vikariation durchaus „rückführbar" ist. Viele Pollenallergiker haben einen solchen Vikariationseffekt schon erlebt, ohne sich dessen bewusst zu sein. Verwundert stellten sie fest, dass sie in einem Jahr sehr heftig auf „ihre" Allergene reagierten, im nächsten Jahr dagegen kaum, obwohl sie gar nicht alles getan hatten, um jene Allergene zu meiden.

Abb. 19:
Des einen Freud, des anderen Leid – „Pusteblumen" lassen viele Pollen fliegen.

Das zeigt, dass die Abwehr- und Entgiftungsmechanismen in dem einen Jahr besser funktionierten als im anderen, meist auf Grund eines allgemein besseren oder schlechteren Gesundheitszustandes. Mit einer rechtzeitigen Stärkung der Abwehr- und Entgiftungssysteme ist daher die Chance gegeben, im nächsten Frühjahr gegen Pollen besser gewappnet zu sein.

## 8.1    Schon im Januar gehen erste Pollen auf die Reise

Allergien auf Pollen (Blütenstaub) sind außerordentlich häufig. Jeder vierte Bundesbürger, jeder dritte Allergiekranke leidet an einer Pollenallergie, und zwar entweder fast das ganze Jahr über (solange irgendwelche Pollen unterwegs sind) oder nur saisonal, zum Beispiel im Frühjahr oder Sommer.

Pollen rufen bei Allergikern – hauptsächlich über die Freisetzung von Histamin – folgende Symptome hervor:

◆ Augentränen und Augenjucken
◆ atopische Hautekzeme, Juckreiz
◆ Niesreiz, „laufende" Nase
◆ Asthma
◆ Kopfschmerzen (meist auf Grund von Schleimhautschwellungen in den Nebenhöhlen)

**Pollen: befrachtet mit Schadstoffen und Schwermetallen**

Pollen sind zwar keine „Schadstoffe", können aber als Eiweißstoffe allergen auf Personen wirken, deren Immunsystem auf sie sensibilisiert ist. Pollen von Bäumen, Kräutern und Gräsern wirken vor allem dann als Allergene, wenn sie zusätzlich mit Schadstoffteilchen oder mit Schwermetallen belastet sind. Erst durch die Kopplung mit diesen Schadstoffen werden sie vom „möglichen" Antigen zum „Vollantigen". Dies erklärt zum Teil auch, warum es in den letzten Jahrzehnten bei zunehmender Luftverschmutzung immer mehr Pollenallergien gibt und warum Pollenallergien bei Kindern in der Stadt generell häufiger vorkommen als bei Landkindern, obwohl letztere mehr mit Wiesen und Bäumen in Kontakt kommen.

Pollen gänzlich zu meiden, ist geradezu unmöglich, selbst wenn man das ganze Frühjahr über nicht spazieren geht, picknickt und campt. Eine einzige Roggenähre produziert etwa vier Millionen Pollen, die bei entsprechendem Wind bis zu 500 Kilometer fliegen können. Dabei genügen 20 vereinzelte Pollen pro Kubikmeter Luft, um Symptome bei sensibilisierten Menschen auszulösen. Besonders häufig allergen wirken die Pollen von Kräutern, Gräsern, Bäumen und Sträuchern (Tab. 9).

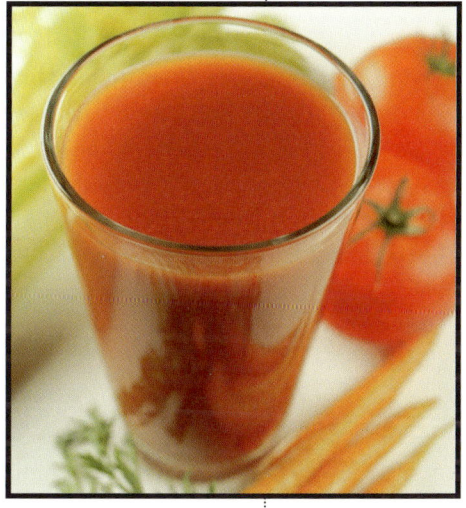

Die Zeit des Pollenfluges ist nicht nur auf Frühjahr und Sommer beschränkt. Baumpollen fliegen bereits von Ende Januar an. Als so genannte Frühblüher gelten Erle, Weide, Haselnuss und Pappel, die ihre Blütensamen von Februar bis Mai verstreuen. Mai bis Juli ist „Hochsaison" der Gräserpollen. Bis Ende August schließlich können Kräuterpollen und einige Gräserpollen „unterwegs" sein. Je nach Wetterlage sind Verschiebungen des Pollenfluges möglich. Im Bergland kann der Pollenflug bis zu vier Wochen später einsetzen als im Flachland. An der See und im Hochgebirge gibt es vegetationsbedingt weitaus weniger Pollen – das ist wichtig für die Urlaubsplanung.

Abb. 20: Vitaminreiche Säfte und Speisen stärken das Immunsystem – so wird es mit schadstoffbelasteten Pollen besser fertig.

ES GRÜNT SO GRÜN – POLLENALLERGIKER FREUT DAS GAR NICHT

## 8.2 Haselpollen, Haselnuss – Kreuzreaktionen auf Lebensmittel

Fast jeder zweite Pollenallergiker neigt auch zu Allergien auf Nahrungsmittel. Hierbei handelt es sich aber oftmals nicht um „zusätzliche" Allergene, sondern nur um botanische Verwandte aus der Familie der Pollenträger, die vom Organismus ebenfalls als Allergen erkannt werden. Das resultiert daher, dass sich bei einer Pflanze oder Pflanzenart die Eiweißstoffe der Pollen und jene der Früchte sehr ähneln. Eine entsprechende allergische Reaktion wird von Medizinern Kreuzreaktion genannt. Typische Beispiele:

**Bei Gräserallergie ist Müsli mit Vorsicht zu genießen**

◆ Menschen mit einer Pollenallergie in Bezug auf Birke, Erle, Weide oder Hasel neigen zu allergischen Reaktionen auf Nüsse, Äpfel und Steinobst.

◆ Wer auf Baumpollen allergisch reagiert, zeigt oft auch Unverträglichkeiten beim Verzehr von Karotten, Sellerie, Anis und Curry.

◆ Bei einer Sensibilität auf Gras- und Getreidepollen (z.B. Roggen, Weizen, Hafer) wird oft ebenso auf Körner und Mehle reagiert. Vorsicht also bei Fertig-Müslis – erst die Zutaten durchlesen.

◆ Sind die Pollen von Löwenzahn, Wegerich, Beifuß, Kamille oder Margerite Auslöser von Allergien, so sind hier Kreuzreaktionen auf Salatkräuter, Teezubereitungen und Gewürzmischungen möglich (ebenso auf kosmetische Produkte mit Kräuterzusätzen).

Eine (Kreuz-)Reaktion auf Nahrungsmittel äußert sich meist durch Kratzen im Hals, Juckreiz im Gaumen und Rachen, eventuell auch durch Schwellung der Mundschleimhaut.

## 8.3    Ganzheitliche Therapie bevorzugt

Bei der Behandlung von Pollenallergien stieß die konventionelle Medizin schon früh an ihre Grenzen. Pollen auszuweichen, ist im Frühjahr und Sommer fast unmöglich. Falls jemand nur auf ein oder zwei Pollenarten als Hauptantigene allergisch reagiert, kann eventuell eine Hyposensibilisierung Abhilfe schaffen. Oft sind jedoch viele Allergene die Übeltäter, dann ist eine Hyposensibilisierung nur schwer möglich. Eine lang andauernde konventionell-medikamentöse Behandlung belastet wiederum die Organe.

Schon früh wurde daher der Nutzen von Abwehr stärkenden Methoden erkannt und eingesetzt. Dazu zählen Klimatherapie, Vitaminkuren, Abhärtung durch Wasseranwendungen, Kneipp-Güsse, Rotlichtbestrahlungen und homöopathische Mittel.

Bei Pollenallergie zeigen sich die Reaktionen vor allem in Form von Heuschnupfen und tränenden Augen. Hilfreiche homöopathische Mittel sind in Tabelle 5 (Kapitel 4) angegeben. Zu Nahrungsmittelunverträglichkeiten gibt Kapitel 10 prophylaktische und therapeutische Hinweise. Begleitend zur symptomatischen Behandlung können Antiho-

| Kräuter |
| --- |
| ◆ Löwenzahn |
| ◆ Brennnessel |
| ◆ Wegerich |
| ◆ Ampfer |
| ◆ Beifuß |
| ◆ Gänsefuß |
| ◆ Margerite |
| ◆ Goldrute |

| Gräser, |
| --- |
| ◆ Roggen, Hafer, Weizen |
| ◆ Rispengras |
| ◆ Schilf |
| ◆ Weiselgras |
| ◆ Quecke |
| ◆ Wiesenfuchsschwanz |

| Bäume, Sträucher |
| --- |
| ◆ Birke |
| ◆ Erle |
| ◆ Ulme |
| ◆ Weide |
| ◆ Haselnuss |
| ◆ Buche |
| ◆ Ahorn |

Tab. 9:
Pflanzen mit einem hohen allergenen Potenzial

motoxische Mittel eingesetzt werden: Mucosa compositum und Traumeel zur Regeneration der Schleimhautzellen, Coenzyme compositum und Ubichinon compositum oder Contravenenum M zur Unterstützung der Entgiftungsmechanismen sowie Lymphomyosot zum Abtransport der Homotoxine.

 **Das können Sie tun**

- *Um die eigenen Körperreaktionen besser kennen zu lernen, halten Sie allergische Reaktionen am besten in einem „Allergietagebuch" fest. So können Sie einen Zusammenhang zwischen Jahreszeit, Auslösern und Körperreaktion erkennen. Bringen Sie das Tagebuch dem Therapeuten mit, den Sie wegen Ihrer Allergie aufsuchen.*

- *Haben Sie Schnupfen und Tränenfluss zu einer bestimmten Jahreszeit, lassen Sie sich allergologisch testen.*

- *Vor Unternehmungen im Freien lesen Sie die Pollenflug-vorhersage oder hören die Pollenflugansage im Radio oder per Telefon: 0190/1154. Auch die Reisewettervorhersage berücksichtigt den Pollenflug.*

- *Schließen Sie die Fenster während der Zeit des stärksten Pollenfluges (auf dem Land morgens, in der Großstadt am späten Nachmittag und frühabends). Lassen Sie dann auch die Autofenster geschlossen und die Lüftung ausgeschaltet.*

- *Lässt sich in Ihrem Auto ein Pollenfilter einbauen? Die meisten Neuwagen haben ihn bereits.*

- *Sind Sie gegen Gräserpollen allergisch, müssten Sie in der Blütezeit jemanden engagieren (oder bitten), Ihren Rasen zu mähen. Vermeiden Sie Gras- und Kräuterkontakt (Picknick, Blumenstrauß).*

● *Waschen Sie in der Hauptflugzeit der Pollen täglich die Haare und legen Sie Ihre getragene Kleidung außerhalb des Schlafzimmers ab.*

● *Gut zur Steigerung der Abwehrkräfte und zur Abhärtung: vor Beginn des „Pollenzeit" barfuß laufen auf Wiesen- oder Waldboden (15–30 Minuten/Tag), Kalt-Warm-Wechselduschen, regelmäßiges Schwimmen und Saunen.*

● *Während der Hauptzeit des Pollenfluges trägt auch Vitamin C in hoher Dosierung (500–1000 Milligramm/Tag) zur Steigerung der Abwehrkräfte bei.*

# 9 Allergene, die sich wie zu Hause fühlen

Nicht nur draußen, sondern auch drinnen gibt es Stellen, an denen sich potenzielle Allergene tummeln. Im Haus beziehungsweise in der Wohnung sind dies vor allem Betten, Haustiere und deren Schlafplätze, feuchte Wände und neue Möbel oder renovierte Räume.

## 9.1 Milben machen jede Menge Mist

Winzige, 0,1–0,5 Millimeter „große" Spinnentierchen, die für unser Auge unsichtbar sind, verursachen bei etwa jedem 15.–20. Bundesbürger eine Allergie. Diese Milben machen es sich im Hausstaub gemütlich, wobei das Bett der Lieblingsplatz ist. Daher ist eine „Milbenallergie" fast gleichbedeutend mit „Hausstauballergie". Die eigentlichen Allergene befinden sich im Kot der Milben, wobei die winzigen Tiere jede Menge „Mist" machen.

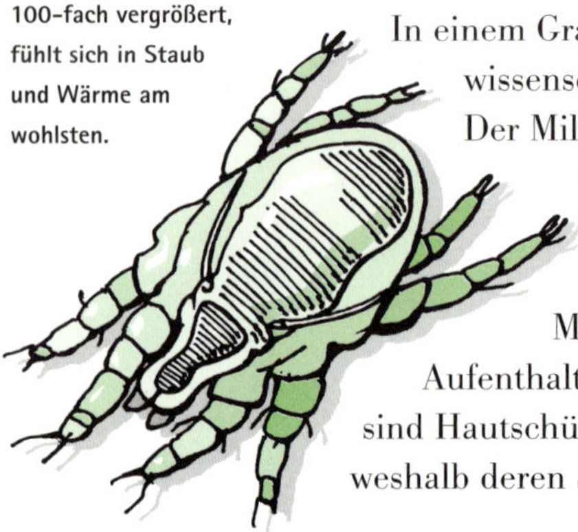

Abb. 21:
Die Milbe, hier 100–fach vergrößert, fühlt sich in Staub und Wärme am wohlsten.

In einem Gramm Hausstaub wurden im Rahmen einer wissenschaftlichen Studie fast 20 000 Milben gezählt. Der Milbenkot zerfällt in winzige Teile, die sich wiederum mit dem Hausstaub verbinden. Alle Art von Staubfängern wie Teppiche, Gardinen und Polstermöbel, aber auch Matratzen, Bettlaken und Bettdecken sind ideale Aufenthaltsorte für Milben. Eine ihrer Lieblingsspeisen sind Hautschüppchenbestandteile von Mensch oder Tier, weshalb deren Schlafstätten besonders begehrt sind.

Hier herrschen außerdem weitere ideale Lebensbedingungen für Milben vor, nämlich Wärme und Feuchtigkeit.

Etwa sechs bis zehn Prozent der Bevölkerung reagieren auf den Milbenkot – sie niesen, schniefen, husten und vergießen Tränen. Die allergische Reaktion nimmt mit der Anzahl der Milben im Hausstaub zu. Dass Hausstaub- oder Milbenallergien zunehmen, liegt unter anderem an den verbesserten Vermehrungsbedingungen für diese Tiere. Klimaanlagen ersetzen das Lüften, Raumluftbefeuchter sorgen für eine milbenfreundliche Feuchtigkeit von etwa 50 Prozent; und geheizte Räume mögen sie auch sehr gern.

*Je mehr Milbenkot, desto stärker meist die allergische Reaktion*

Zwar lassen sich die Milben nicht ausrotten, jedoch lässt sich ihre Anzahl reduzieren, indem Maßnahmen ergriffen werden, die ihre Lebensbedingungen verschlechtern. Danach gehen meist auch die allergischen Symptome zurück, wenn es auch etwas dauern kann, bis die Maßnahmen „greifen".

   **Das können Sie tun**

- *Tauschen Sie Matratzen, die älter als acht Jahre sind, gegen neue aus – denn gegen langjährige Ansammlungen von Milbennestern kommen Sie nicht an.*

- *Milbenundurchlässige Bezüge für Matratzen und Bett-Inletts verhindern, dass der Milbenkot an Ihre Haut und Atemwege gelangt. Auf ein Attest des Arztes hin bekommen Sie die Kosten für die Bezüge von den meisten Krankenkassen erstattet.*

- *Bettwäsche, Kissen und Decken sollten mit 95 °C waschbar sein und auch in regelmäßigen Abständen gewaschen werden.*

**Der Teddy wird in der Tiefkühltruhe zum „Polarforscher"**

- *Wenn Sie Kindern, die auf Hausstaub und Milben allergisch sind, Kuscheltiere kaufen, sollten diese am besten waschbar sein (60 °C). Eine andere, etwas unkonventionelle Methode, um den Teddy milbenfrei zu bekommen, ist, ihn wöchentlich für einige Stunden (in einer Plastiktüte) in die Tiefkühltruhe zu verbannen. Anschließend auswaschen. Der kuschelige „Polarforscher" wird durch die Kälte (-18 °C) von den Milben befreit.*

- *Polstermöbel und Teppiche können mit Milben abtötenden Mitteln (z.B. Acarex) behandelt werden.*

- *Wichtig ist häufiges Staubsaugen, am besten mit Feinstaubfiltern. Bis sich Ihre Allergie bessert, sollten Sie nicht selbst Staubsaugen und nicht selbst den Staubsaugerbeutel wechseln.*

- *Lüften Sie oft mit weit offenen Fenstern und lüften Sie möglichst regelmäßig die Betten in der Sonne.*

- *Verzichten Sie zumindest im Schlafzimmer auf Staubfänger wie Stores, Gardinen, Textiltapeten und offene Bücherregale.*

- *Luftreinigungsgeräte mit Spezialfiltern können die Milbenzahl weiterhin senken.*

## 9.2 Abschied vom Haustier – das ist nicht immer nötig

In deutschen Haushalten gibt es immer mehr Haustiere – sei es zum Zeitvertreib, aus Kuschelbedürfnis oder als Statussymbol. Leider reagieren etwa sieben Prozent aller Bundesbürger allergisch auf Eiweiße, die sich in Haut, Speichel und Haaren ihrer Lieblinge befinden. Auch Vogelkot und Federteilchen haben ein hohes allergenes Potenzial.

Da sich die Eiweiße überall in der Wohnung, aber auch auf der Kleidung der Tierhalter verteilen, können allergische Reaktionen sogar ausgelöst werden, wenn das Tier nicht selbst anwesend ist. Manche Menschen sind übrigens nur gegen bestimmte Tiereiweiße, zum Beispiel gegen die von bestimmten Hunderassen, sensibilisiert, so dass sie nicht gleich vor allen Hunden „fliehen" müssen.

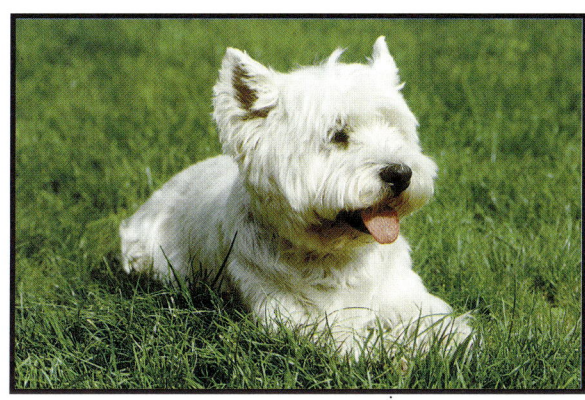

Abb. 22:
Allergisch auf Hunde-
haare? Das muss nicht
alle Rassen betreffen.

Als Reaktion auf die Eiweißstoffe treten meist Fließschnupfen, tränende Augen oder Juckreiz auf, eventuell auch asthmatische Beschwerden. Während Ärzte bei kleinen Kindern meist zum „Weggeben" des Tieres raten, um das noch unausgereifte Immunsystem nicht zu belasten, kann bei Erwachsenen eventuell eine Alternative versucht werden: Wenn Sie nicht generell allergisch, sondern nur auf das Tier allergisch reagieren, kann eine Hyposensibilisierung Erfolg bringen.

### Das können Sie tun

- *Wenn Sie beim Kontakt mit Ihrem Haustier allergische Beschwerden haben, lassen Sie bei einem Arzt Hauttests und Bluttests machen, um sicherzugehen, dass das Tier auch tatsächlich der Verursacher ist. Vielleicht ist das Haustier auch nur einer von mehreren Störfaktoren und es gibt anderes in Ihrer Wohnung, das sich eher „wegschaffen" lässt als den Vierbeiner.*

● *Bevor Sie Ihren Liebling weggeben, sollten Sie versuchen, Ihre Abwehr zu verbessern. Toxinausleitung mit der vom Therapeuten durchgeführten HUP-Therapie (Histamin-Injeel, Urtica-Injeel, Psorinum-Injeel), Vitamin-C-Zufuhr, Kneipp-Anwendungen und andere Abwehr stärkende Maßnahmen sind erwägenswert.*

● *Sind in Ihrer Familie allergische Reaktionen bekannt, sollten Sie kein Tier anschaffen, solange Sie Kleinkinder haben, denn deren Immunsystem ist noch nicht ausgereift.*

## 9.3 Auf der Mauer, auf der Lauer – Schimmelpilze, ganz versteckt

Es gibt etwa 100 000 verschiedene Schimmelpilzarten. Ihre Sporen, manchmal auch Bruchteile der Pilze selbst, können allergische Beschwerden bereiten. Die Pilze gedeihen besonders gut in einem feuchten, warmen Umfeld, die Sporen werden durch Wind und Luftzug weiter transportiert.

**Feuchtigkeit und Wärme – da leben Pilze auf**

Die Lieblingsplätze von Schimmelpilzen sind feuchte Mauern, feuchte Stellen hinter Tapeten oder Textilien, die Rückseiten von Holzverschalungen und Kacheln. Vernachlässigte Klimaanlagen und Luftbefeuchter, Matratzen und Polstermöbel können in abgestandener Feuchtigkeit viele Schimmelpilze beherbergen. In Kompost, in der Biotonne, unter Blättern, auf und in Brennholzstapeln gedeihen Schimmelpilze ebenfalls sehr gut. Aber auch aus unsauberen Kühlschränken und in Weinkellern kann dem Allergiker Gefahr drohen.

Verstopfte Nase, Niesreiz, Atembeschwerden, Kopfschmerzen, Müdigkeit und Gelenkschmerzen sind eine breite Palette von

Beschwerden, die von Schimmelpilzen herrühren können. Wie die Pollenallergiker, sollten sich auch die Schimmelpilzallergiker vor einigen Nahrungsmitteln vorsehen, da bei ihnen ebenfalls Kreuzreaktionen auftreten können. Zu den meist unverträglichen Nahrungsmitteln zählen vor allem Schimmelkäse und natürlich sichtbar angeschimmelte Lebensmittel. Jedoch können auch Weintrauben, Früchte oder Gemüse vor einer Verarbeitung zu Wein, Fruchtschnaps, Obstsaft, Obstessig, Gemüse- und Obstzubereitungen von Schimmelpilzen befallen gewesen sein, ohne dass dies noch sichtbar wäre.

**Bei Schimmelpilzallergie sind auch Kreuzreaktionen auf Nahrungsmittel möglich**

 **Das können Sie tun**

- *Bemerken Sie, dass Sie auf Schimmelflecken oder Schimmelpilzkäse mit allergischen Symptomen reagieren, sollten Sie einen Bluttest und einen Hauttest auf Schimmelpilze hin durchführen lassen. Unterstützen Sie die Diagnostik, indem Sie ein Allergietagebuch führen und dem Arzt vorlegen.*

- *Bitten Sie eine andere, nicht allergisch reagierende Person, Kühlschränke, Keller, Gewächshäuser und Garten zu säubern, um die Sporennester zu zerstören. Diese Schimmel-Lieblingsorte müssen ganz trocken gehalten werden.*

- *Klimaanlagen und Raumbefeuchter sind Bakterien-, Pilzsporen- und Milben-„Schleudern", die am besten entfernt werden sollten. Sind sie unbedingt notwendig, so müssen sie regelmäßig gewartet und die Filter gewechselt werden.*

- *Feuchte Flecken und gar Schimmel an den Wänden und hinter Holzverkleidungen oder Kacheln müssen umgehend saniert werden.*

- *Regelmäßiges Lüften mit weit offenen Fenstern beugt der Ansiedlung von Mikroorganismen vor.*

- *Vorsicht im Umgang mit Biotonne und Kompost: Hier kann es vor Sporen wimmeln.*

- *Bis sich Ihr Immunsystem stabilisiert hat, sollten Sie auf Schimmelkäse, Obstsaft, Sauerkraut und Wein verzichten. Dieser Auslassversuch ist in jedem Fall diagnostisch wertvoll.*

## 9.4 Wenn im Landhaus die Luft wegbleibt

Dass in einem neu eingerichteten Raum nicht nur Holz seinen Duft verströmt, hat wohl jeder schon mal verspürt. Schwaden von Formaldehyd sowie organische Lösungsmittel, Alkohole, Ketone, Glykoläther, Ester und Terpene steigen dem Raumbewohner in die Nase. Sie werden von Möbellacken, Spanplatten und Bauhölzern abgegeben und vereinigen sich mit flüchtigen organischen Verbindungen, die Teppichen, Parkettböden, Tapeten und Gardinen entsteigen.

Abb. 23:
Vielen Farben und Lacken entströmen flüchtige organische Verbindungen, die das Immunsystem belasten.

Trifft eine Toxinbelastung stundenlang auf einen geschwächten Organismus, so versucht er, sich mit Ausscheidungssymptomen wie Schnupfen, Husten oder tränenden Augen der Gifte zu entledigen. Gelingt dies nicht und sind die Entgiftungsmechanismen überfordert, kommt es zu Schädigungen in der Matrix und bei anhaltender Toxinbelastung zu Schädigungen in den Zellen. Es ist nachgewiesen, dass „flüchtige organische Verbindungen" wie Formaldehyd und Pentachlorphenol (PCP) – zum Beispiel enthalten in Farben, Lacken, Klebstoffen und Spanplattenbindemitteln – in hohen Konzentrationen aufgenommen, langfristig zu Bronchial-, Leber-, Darm- oder Nierenkrebs führen können. Naturfarbenhersteller versuchen, Formaldehyd, Pentachlorphenol, Aldehyde, Terpentinöl und Schwermetalle durch Naturstoffe oder gesundheitlich harmlose Verbindungen zu ersetzen.

 **Das können Sie tun**

- *Bevorzugen Sie bei Farben und Lacken gesundheitlich harmlose Produkte.*

- *Verwenden Sie keine Spanplatten, die Formaldehyd enthalten. Bevorzugen Sie unbehandeltes Massivholz (Abzeichen Blauer Engel).*

- *Informieren Sie sich beim Verbraucherschutz, welche Firmenpräparate kein Formaldehyd und Pentachlorphenol enthalten.*

- *Wenden Sie sich an den Arzt oder Betriebsarzt, wenn Sie sich beim Aufenthalt im neu tapezierten oder neu möblierten Büro unwohl fühlen, Juckreiz oder Schnupfen bekommen.*

- *Sprechen Sie mit Ihrem naturheilkundlich ausgebildeten Arzt, wie Sie Toxine, die Sie zum Beispiel am Arbeitsplatz nicht vermeiden können, ausleiten. Eine Förderung der Entgiftung kann mit den Antihomotoxischen Mitteln Coenzyme compositum und Ubichinon compositum erzielt werden. Zur Unterstützung der Entgiftung können Hepeel (stärkt die Leberfunktion), Nux vomica-Homaccord (fördert die Verdauung) und Solidago (stärkt die Nierenfunktion) eingesetzt werden. Ginseng fördert ebenfalls die Entgiftungsprozesse. Bei Schwermetallbelastung hilft Mercurius-Heel im Sinne des Simile-Prinzips. Zur Unterstützung der Ausleitung dient Lymphomyosot.*

Hersteller von Naturfarben bevorzugen chemische Verbindungen, die gesundheitlich harmlos sind

# 10 Frisch auf den Tisch – Allergene in Nahrungsmitteln

Immer mehr Menschen leiden an Nahrungsmittelallergien. Dass unser Immunsystem im Darm überlastet ist, ist nicht verwunderlich. Während auf der Haut auf etwa 2 Quadratmeter Oberfläche unzählige Immunzellen ihren Dienst tun, sind es in der Lunge etwa 80 Quadratmeter und im Darm etwa 300 Quadratmeter, auf denen ständig Immunzellen auf der Suche nach „fremd oder nicht" unterwegs sind. Und „fremd" ist allerhand in der Nahrung, die bei uns auf den Tisch kommt.

Rund 2 000 Zusatzstoffe sind den Nahrungsmitteln zugegeben, die durchschnittlich von deutschen Bundesbürgern verzehrt werden. Sie treffen auf eine Darmschleimhaut, die der zunehmenden Toxinbelastung durch Schadstoffe ausgesetzt ist und deren Entgiftungssystem oft einen Mangel an Entgiftungsenzymen und Substanzen wie Selen, Zink, Molybdän, Eisen und Vitamine aufweist.

Einer Studie zufolge haben 90 Prozent der Zentral-Europäer einen schwerwiegenden Mangel an Spurenelementen. Andererseits wird der Körper mit Schwermetallen (z.B. Blei, Kadmium und Quecksilber) traktiert, die als Ablagerungen in Lebensmitteln, zum Beispiel in Gemüse, Pilzen oder Fisch, vorkommen können. In der Massenviehhaltung werden Hormone und Anti-

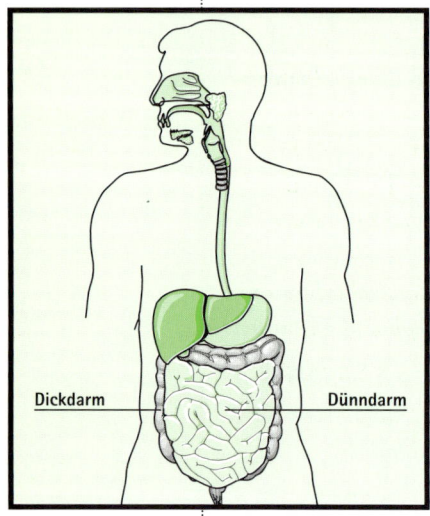

Dickdarm    Dünndarm

Abb. 24:
Die etwa 300 Quadrat-
meter große Ober-
fläche des Darms wird
von Immunzellen
ständig nach Anti-
genen abgesucht.

biotika eingesetzt, die unsere Leber umwandeln und entgiften soll. Und die Einleitung von Großfarmdünger in landwirtschaftliche Nutzflächen verunreinigt wiederum Gemüse, Kartoffeln, Obst und Getreide mit Nitrat. Salat, Kohl, Erdbeeren und Äpfel sind besonders von Nitratbelastung betroffen.

Häufige Beschwerden bei Nahrungsmittelunverträglichkeiten sind Übelkeit, Erbrechen, Völlegefühl, Blähungen und Durchfall. Seltener sind Augenlidschwellungen, Kopfschmerzen, Juckreiz, und Gelenkschmerzen nach dem Genuss bestimmter Nahrungsmittel oder bestimmter Zusatzstoffe. Die Beschwerden treten etwa 15 Minuten bis einige Stunden nach dem Essen auf. Sie stellen das Bemühen des Organismus dar, sich der durch die Nahrung aufgenommenen Gifte zu entledigen. Gelingt dies nicht, lagern sich die über die Darmschleimhaut aufgenommenen Toxine in die Matrix ein. Sie verursachen zunächst zum Beispiel Verstopfung, die in unserer Zivilisationsgesellschaft häufig vorkommt, und können bei einer etwaigen endgültigen Speicherung weitere Erkrankungen wie eine chronische Darmentzündung oder gar Darmkrebs mit verursachen.

*Blähungen und Durchfall können auf eine Nahrungsmittelallergie hindeuten*

## 10.1 Ohrgeräusche und Schlafstörungen als Anzeichen

Die häufigsten Nahrungsmittelunverträglichkeiten betreffen Ei, Kuhmilch, Kuhmilchprodukte, Fisch, Nüsse, Soja, Getreide und die Unmenge an Nahrungsmittelzusatzstoffen, allen voran Glutamat. Die Unverträglichkeit zu erkennen, ist gar nicht so einfach, denn nicht jeder Nahrungsmittelallergiker bekommt zum Beispiel eine halbe Stunde nach dem Verzehr von Erdbeeren dicke, rote Quaddeln auf der Haut. Die Toxinüberlastung

des Nahrungsmittelallergikers zeigt ein vielseitiges Beschwerdebild. Sie kann sich wie folgt ausdrücken:

- Hautjucken, Ekzeme (die Haut gilt als „Spiegel des Darms")
- Magen-Darm-Beschwerden,
- Geschwüre der Mundschleimhaut
- allergischer Schnupfen
- allergische Atembeschwerden
- Herzbeschwerden ohne eigentliche Enge der
  Herzkranzgefäße
- Bluthochdruck, Neigung zu Ohnmachten
- Muskel- und Gelenkschmerzen nach dem Essen
- Ohrgeräusche (Tinnitus)
- Migräneanfälle nach dem Essen
- psychische Veränderungen wie Reizbarkeit, Konzentrations-
  schwäche, Unruhe, Schlafstörungen, Depressionen

**Nahrungsmittel-
unverträglich-
keiten äußern
sich in sehr viel-
fältigen
Symptomen**

Um Toxinbelastung und die allergischen Reaktionen (u.a. Hista-
minausschüttung) in den Griff zu bekommen, ist meist ein
umfassendes ärztliches Test- und Therapiekonzept erforderlich.
Ziel ist: Der Betroffene soll sich nicht beim Essen vor allergischen Beschwerden fürchten und beschwerdefrei leben können.

## 10.2   Der Zappelphilipp – Kinder mit einer Stoffwechselbelastung

Unter dem hochtrabend klingenden Begriff „hyperkinetisches
Syndrom", auch „Aufmerksamkeitsdefizit-Störung mit Hyperak-
tivität" genannt, können sich alle Eltern, Erzieherinnen und
Lehrer etwas vorstellen: hibbelige, unaufmerksame Kinder, die
sich nicht konzentrieren können, nichts zu Ende führen, Kame-

raden stören, durch lautes Wesen und Wutausbrüche in der Gemeinschaft auffallen, sich trotz guter Intelligenz nicht das Wesentliche merken können.

Jedes fünfte bis sechste Kind soll neuesten Untersuchungen zufolge an dieser Störung leiden. Dass es sie schon früher gab, wissen wir zum Beispiel von dem Arzt Hoffmann, der sie an dem „Zappelphillipp" anschaulich beschrieben hat. Ganzheitlich orientierte Ärzte erkennen in dem hyperkinetischen Syndrom, wie auch bei manchen anderen psychischen Auffälligkeiten bei Kindern und Jugendlichen, oft eine Stoffwechselbelastung, zum Beispiel auf Grund einer Nahrungsmittelunverträglichkeit.

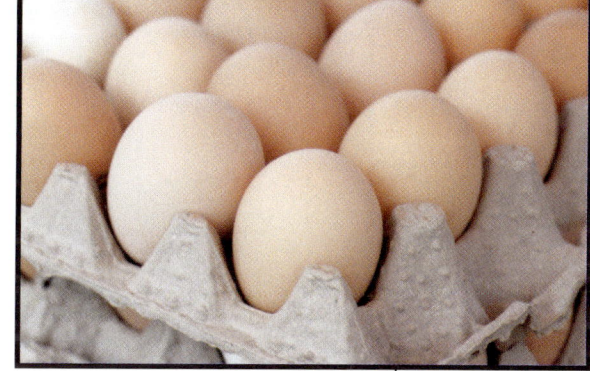

Abb. 25:
Allergien auf Hühnereiweiß sind weit verbreitet und können auch Ursache für das „Zappelphilipp-Syndrom" sein.

Testung mittels Bioresonanz oder Elektroakupunktur kann die schuldigen Allergene aufspüren. Häufig handelt es sich um Allergien auf Hühnerei, Schweinefleisch, Weizen, Nüsse, Konservierungsstoffe und Medikamente. Oft wird auch eine alte Stoffwechselbelastung des Kindes mit Nikotin oder Medikamenten, die von der Mutter während der Schwangerschaft eingenommen wurden, als Ursache festgestellt.

Die „alten" und neuen Stoffwechselbelastungen können vom Therapeuten zum Beispiel mit Hilfe der Bioresonanztherapie behandelt werden. Darüber hinaus sind Antihomotoxische Mittel zur Entgiftung und Ausleitung sinnvoll, ebenso eine mikrobiologische Darmsanierung mit Probiotika (Kapitel 10.5).

Tab. 10:
Beispiele für Ergän-
zungsstoffe in
Nahrungsmitteln, die
Allergien auslösen
können

| Farbstoffe | Aromastoffe |
|---|---|
| ◆ E 102 (Tartrazin) | ◆ Aprikose |
| ◆ E 104 (Chinolingelb) | ◆ Erdbeere |
| ◆ E 120 (Karmin) | ◆ Orange |
| ◆ E 122 (Azorubin) | ◆ Zitrone |
| ◆ E 123 (Amaranth) | ◆ Banane |
| ◆ E 132 (Indigotin) | ◆ Vanille |
| ◆ E 133 (Brillantblau) | ◆ Coca-Cola |
| ◆ E 151 (Brillantschwarz) | ◆ Kräuter |

| Konservierungsstoffe | Süßstoffe |
|---|---|
| ◆ E 200 (Sorbinsäure) | ◆ Saccharin |
| ◆ E 210 (Benzoesäure) | ◆ Cyclamat |
| ◆ E 211 (Natriumbenzoat) | ◆ Aspartam |
| ◆ E 214 (PHB-Ethylester) | ◆ Sorbit |
| ◆ E 220 (Schwefeldioxid) | ◆ Mannit |
| ◆ E 230 (Biphenyl) | ◆ Laktose |
| ◆ E 233 (Thiabendazol) | ◆ Fruktose |
| ◆ E 252 (Kaliumnitrat) | |

| Emulgatoren | Verschiedenes |
|---|---|
| ◆ E 322 (Lezithin) | ◆ Natriumfluorid |
| ◆ E 322 (Lezithinsoja) | ◆ Salizylsäure |
| ◆ E 338 (Orthophosphorsäure) | ◆ Zitronensäure |
| ◆ E 451 (Triphosphate) | ◆ Phenol |
| ◆ E 621 (Natriumglutamat) | ◆ Gummi arabicum |
| ◆ E 622 (Kaliumglutamat) | ◆ Kobaltnitrat |
| ◆ E 623 (Kalziumglutamat) | ◆ Nickelsulfat |

Die als Auslöser des Syndroms erkannten Nahrungsmittelallergene sollten natürlich von dem Kind gemieden werden.

Da fast alle Allergiker, besonders Kinder im Wachstum, an einem Mineralstoffmangel leiden, wird der Arzt Kalzium und Magnesium verordnen (z.B. als Brausetabletten), vielleicht auch Coenzyme compositum. Vitamin C und Echinacin fördern die Stärkung der Abwehrkräfte. In der Phase 4 nach Reckeweg – hier ist zum Beispiel das hyperkinetische Syndrom angesiedelt – werden die entgiftenden und ausscheidenden Organe mit Hepeel und Solidago compositum unterstützt. Begleitende Elterngespräche und psychologische Führung des Kindes oder Jugendlichen sollten selbstverständlich sein. Eine solche mehrgleisige Behandlung erbringt meist wieder ein „normales" häusliches und schulisches Verhalten des Kindes.

*Allergiker haben meist einen Mangel an bestimmten Mineralstoffen*

## 10.3 „Hüten Sie sich vor E 322" – kein Zitat aus einem Agentenfilm

„Du bist auf Ei allergisch? Dann iss doch keins!" Schon diesen „Tipp" kann kaum einer beherzigen, denn Ei gibt es ja nicht nur als Frühstücksei oder Rührei, sondern in pulverisierter Form als Inhaltsstoff fast aller Fertiggerichte, Suppen, Soßen, Backmischungen, Kuchen, Bindemittel, Liköre, Pralinen und Glasuren. Die Liste der Inhaltsstoffe auf den Nahrungsmittelverpackungen und den Flaschen zu lesen, ist langwierig, für den Allergiker aber sehr zu empfehlen.

Viele Nahrungsmittelallergene verbergen sich hinter den mit „E"-Nummern gekennzeichneten Ergänzungsstoffen – eine einheitliche Chiffrierung in der Europäischen Gemeinschaft.

Wenn man weiß, was für ein „E" man meiden muss, ist die Inhaltsstoffliste (Deklaration) zu durchschauen, die auf den meisten Nahrungsmittelpackungen angegeben ist (Tab. 10). Dabei gilt:

◆ Alle E-Nummern mit einer „1" sind Farbstoffe.
◆ Die „2" steht für Konservierungsstoffe.
◆ E-Nummern mit „3" kennzeichnen Antioxidanzien und Emulgatoren.
◆ Die Ziffer 4 bezeichnet Emulgatoren und Stabilisatoren.

Einige Substanzen gehören sowohl zur Gruppe 3 als auch zur Gruppe 4. Sie werden oft nicht deklariert, obwohl sie als Auslöser allergischer Symptome bekannt sind. Allergologisch tätige Ärzte sind der Ansicht, dass die deutsche Lebensmittel-Kennzeichnungsverordnung unzureichend ist. Viele Inhalts-stoffe, etwa die „natürlicher" Herkunft, Aromastoffe und Geschmacksverstärker müssen nicht deklariert werden. Dabei ist zum Beispiel Glutamat als Geschmacksverstärker – aus der natürlichen Aminosäure Glutamin – ein bekanntes Allergen. Es ruft zum Beispiel das „China-Restaurant-Syndrom" hervor, da Glutamat hier häufig in größerer Menge in Suppen und anderen Speisen verwendet wird. Beim China-Restaurant-Syndrom kommt es innerhalb der ersten 25 Minuten nach Essensbeginn zu Schweißausbrüchen und Kopfschmerzen, Schmerzen in den Unterarmen und im Brustkorb, bis hin zu Kiefer- und Genickstarre.

*Viele Inhaltsstoffe müssen leider nicht deklariert werden*

Eine andere, „natürliche" Aminosäure, Histamin, der „allergisie-rende Botenstoff" kommt in erhöhter Konzentration in Fisch, Käse, Rotwein, Sauerkraut, Hefeextrakt und in bestimmten Wurstsorten wie beispielsweise Salami vor. Sensible Menschen können darauf mit Quaddeln, Hautrötungen, Hautjucken, Atembeschwerden und Fließschnupfen reagieren. Ein „Warnhinweis" für hohe Histaminkonzentrationen ist der typische scharfe Geschmack auf der Zunge (z.B. bei Käse).

## 10.4 Allergietests und Auslassversuche entlarven die Drahtzieher

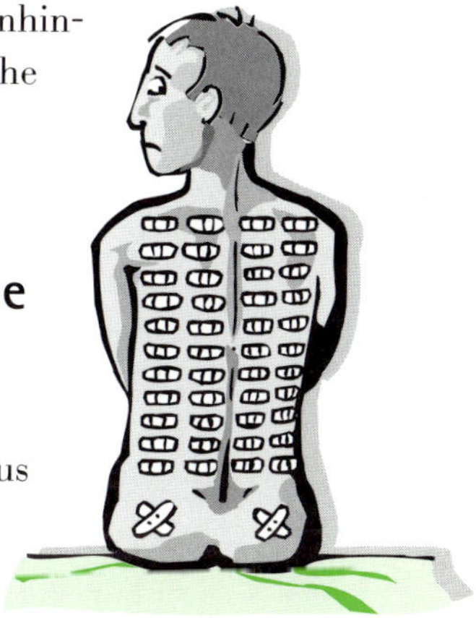

Die Diagnose beim Arzt beginnt mit der Anamnese. Aus der genauen Schilderung der allergischen Reaktion, vielleicht sogar aus dem Allergietagebuch des Betroffenen, erhält der Arzt bereits wichtige Hinweise. Mit einem Hauttest werden die verdächtigen Nahrungsbestandteile an dem Patienten getestet. Zeigt er eine allergische Reaktion und wie stark ist sie? Bildet sich eine rote Quaddel um das Allergen, sollte der Betroffene diesen Nahrungsbestandteil vermeiden. Ergibt der Test jedoch keine eindeutigen Aussagen, so kann ein „Auslassversuch" gemacht werden, etwa fünf Tage eine Kartoffel-Reis-Diät. Es gibt fast niemanden, der auf Kartoffeln oder Reis allergisch reagiert. Schritt für Schritt, etwa alle zwei Tage, wird dann ein neues Nahrungsmittel hinzugefügt, bis „der Schuldige" gefunden ist.

Für viele naturheilkundlich orientierte Ärzte stellt die Bioresonanz-Allergietestung ein schnelles und effektives Verfahren dar. Die Testsätze, die durchgeprüft werden, enthalten zum Beispiel Substanzen von Milch, Ei, Getreide, Nüssen, Genussmitteln wie Coca-Cola und Kaffee, von Gewürzen wie Knoblauch, von Konservierungsstoffen, Farbstoffen und Emulgatoren. Das Nahrungsmittel oder die Substanz, das oder die sich als unverträglich erweist, soll dann möglichst gemieden werden. Darüber hinaus ist wiederum die Therapie mit entgiftenden, ausleitenden,

Abb. 26:
Pflaster an Pflaster – beim Hauttest werden mögliche Allergene auf die Haut gebracht, um die „Schuldigen" herauszufinden.

Abwehr und Organe stärkenden Arzneimitteln sinnvoll, wie sie zum Beispiel in der Antihomotoxischen Medizin zum Einsatz kommen.

Viele naturheilkundlich tätige Ärzte sind in Bezug auf Nahrungsmittelallergien auch von der Eigenbluttherapie überzeugt. Die Therapie soll die Toleranzschwelle für spezielle Nahrungsmittelantigene heraufsetzen.

## 10.5 Milchsäure bildende Bakterien schaffen ein gesundes Darmmilieu

Bei der Behandlung von Nahrungsmittelunverträglichkeiten muss immer auch der Darm mit einbezogen werden. Je besser es um sein physiologisches Gleichgewicht bestellt ist, desto größer die Chance, die Nahrungsmittelallergie in den Griff zu bekommen.

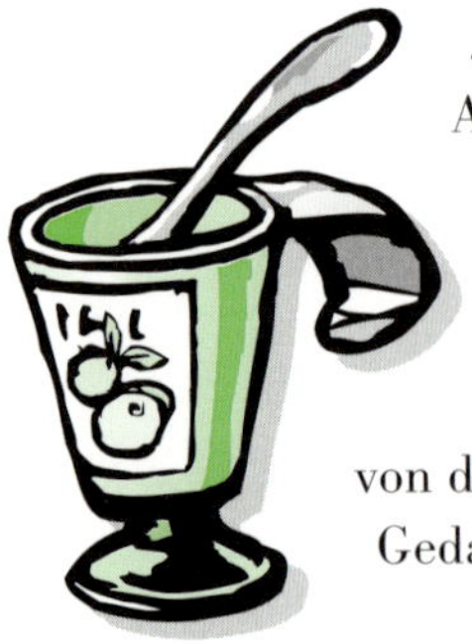

Abb. 27:
Joghurt und Kefir „füttern" den Darm mit gesunder Milchsäure.

Etwa 400–600 verschiedene Arten von Mikroorganismen leben im menschlichen Darm. Dazu gehören auch Bakterien, die bei starker Vermehrung in einem geschwächten Organismus Krankheitssymptome verursachen können. Die ausgewogene „Lebensgemeinschaft" aller Darmbakterien wird mit dem Ausdruck „Symbiose" bezeichnet. Sie ist dann gegeben, wenn das „Milieu" im Darm stimmt, wenn nicht zuviel „gefährliche" und zuwenig „gute" (z.B. Milchsäure bildende Bakterien) im Darm enthalten sind. Das Milieu wird stark von der Nahrung bestimmt, aber auch von der bakteriellen Besiedelung selbst. Daher rührt der Gedanke an die Behandlung mit „Probiotika".

Darunter versteht man die Gabe von abgetöteten oder noch „lebenden" Darmbakterien und deren Stoffwechselprodukte. Die Probiotika können vorbeugend gegeben werden oder als Therapie, zum Beispiel bei chronischen Durchfällen, Nahrungsmittelallergien und chronischen Darmentzündungen.

Grundlage der meisten Präparate sind Bifidobacterium bifidum, Lactobacillus acidophilus, Enterococcus faecalis und Escherichia coli. Bifidobakterium und Laktobazillus sind die gesunden „Ansäuerer" des Darms und beispielsweise in Joghurt, Kefir und Quark enthalten. Die Gabe dieser und anderer Bakterien sowie Hefepilze wird „mikrobiologische Therapie" genannt. Sie wird von naturheilkundlich tätigen Ärzten, jedoch auch zunehmend von Vertretern der konventionellen Medizin bei akuten und chronisch entzündlichen Darmerkrankungen und bei Allergien verordnet. Ihre besondere Berechtigung hat sie bei der Wiederherstellung eines gesunden Darmmilieus nach lang andauernder Nahrungsmittelallergie oder nach Antibiotikagabe.

**Bifidobakterium und Laktobazillus – die „guten Geister" im Darm**

## 10.6  Medikamente zerstören das Gleichgewicht der Mikroorganismen

Viele Medikamente der konventionellen Medizin (z.B. Antibiotika und entzündungshemmende Arzneimittel) beeinflussen die Darmflora im Sinne einer Säureminderung. Infolgedessen gewinnen die „schädlichen" Darmbakterien die Oberhand. Das beeinträchtigt auch das zelluläre Immunsystem des Darms, denn dieses ist untrennbar mit den Mikroorganismen im Darm verbunden. Langfristige Störungen, nachdem die „eigentliche" Krankheit längst vorbei ist, können die Folge sein. Bei „harmlosen" Schmerzen sollten Schmerzmedikamente und Entzündungshemmer daher möglichst vermieden werden. In den meisten Fällen gibt es ein nicht schädigendes Hilfsmittel, zum Beispiel eine kurze Ruhepause, ein entspannendes Getränk wie Pfefferminztee, Einreiben der Stirn oder der schmerzenden Gliedmaße mit Eis, frische Luft oder die Einnahme von homöopathischen Mitteln.

Die häufig kritisierte Verschreibung von Antibiotika geht jedoch durchaus nicht immer nur von den Ärzten aus. Oft ist es der Patient selber, der auf die Verschreibung drängt, weil beispielsweise „der Nachbar so ein teueres Antibiotikum bekam, das dann gleich geholfen hat".

## 10.7 Schweinebraten mit Kartoffeln und Antibiotika

Während man bei Beschwerden viele Medikamente auf eigenen Wunsch hin vermeiden kann, ist dies fast nicht möglich, wenn es um „fleischliche Genüsse" geht. Mit der heute meist üblichen Massentierhaltung soll möglichst schnell möglichst viel mageres, aber auch zartes und saftiges Fleisch zur Verfügung stehen.

**Hormongaben sollen für saftige Schnitzel sorgen**

Dieses Ziel wird mit hohen Hormongaben an das Vieh erreicht: Männliche Geschlechtshormone fördern das Wachstum und die Muskelbildung, weibliche Geschlechtshormone die Einlagerung von Fettzellen, welche die „Saftigkeit" des Schnitzels erhöhen. Östrogene schützen zudem die Tiere vor Herzinfarkt, wenn sie gedrängt im Stall und auf dem Transport unter starkem Stress stehen. Hormone werden entweder dem Futter zugesetzt oder den Tieren als Mikrochip unter die Haut gepflanzt. Sie sind fast im gesamten Importfleisch enthalten, denn in den meisten Ländern ist die Hormongabe an das Vieh nicht verboten.

Ein weiterer Stein des Anstoßes für Verbraucher und Mediziner ist die Praktik, bei Massentierhaltung durch die Gabe von Antibiotika Infektionen vorzubeugen. Diese Breitbandspektrum-Antibiotika, die gegen möglichst viele Bakterien wirken sollen, werden ins Futter gemengt, gelangen ins Fleisch und als Allergene in die Organe des Verbrauchers. Abgesehen von den Schäden, die Antibiotika in den Organen des Verbrauchers anrichten können, besteht hier die Gefahr der Resistenzbildung gegen diese Antibiotika. Erkrankt der Betroffene dann an einer Infektion mit entsprechenden Bakterien, wirkt das Antibiotikum nicht mehr.

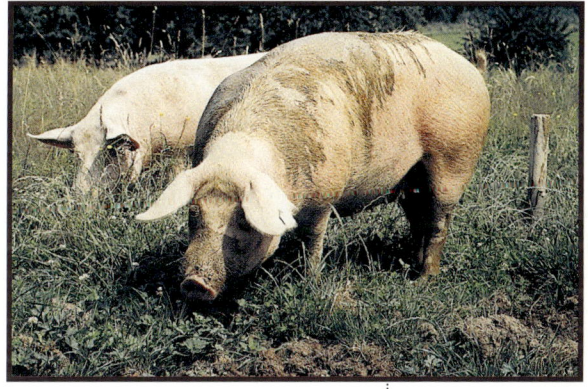

Abb. 28:
Soviel Natur erleben heutzutage nur wenige Nutztiere – Massentierhaltung ist leider die Regel.

Durch die unfreiwillige Aufnahme solcher „Zusatzstoffe" im Fleisch kann es zu vielfältigen allergischen Symptomen kommen. All das wirft Fragen auf, ob es nicht vielleicht sinnvoller ist, den Fleischkonsum zu reduzieren. In Bezug auf Schweinefleisch gibt es bereits Beobachtungen, die zeigen, dass der Verzicht darauf, zusammen mit einer Antihomotoxischen Ausleitungstherapie, viele Krankheiten, die bereits jahrelang bestanden, zu einer regressiven, also rückläufigen Vikariation veranlassen kann.

## Das können Sie tun

- *Wenn Sie wegen Ihrer Lebensmittelallergie einen Arzt aufsuchen, bringen Sie ein Allergietagebuch mit. Führen Sie dieses auch während der Behandlung weiter, tragen Sie ihre Beschwerden ein und ob sie nach einem Auslassversuch verschwanden. Ihr Arzt wird Sie auch auf mögliche Kreuzreaktionen hinweisen.*

- *Wenn bei Ihnen Lebensmittelunverträglichkeiten bestehen und Sie ein Baby planen, sollten Sie die Allergene, wenn möglich, ausfindig machen und eine Bioresonanztherapie und Entgiftungstherapie durchführen. Vermeiden Sie jene kritischen Lebensmittel in der Schwangerschaft und Stillzeit. Versuchen Sie, möglichst wenig Medikamente zu nehmen, da diese bereits den Föten sensibilisieren können. Wenn möglich, stillen Sie mindestens ein halbes Jahr und füttern Sie möglichst spät Beikost hinzu.*

- *Lesen Sie die Liste der Inhaltsstoffe auf Lebensmittelpackungen.*

- *Vollwertiges Essen, unter Vermeidung der Allergene, fördert die Abwehrkraft des Magen-Darm-Trakts.*

- *Medikamente beeinträchtigen die Darmflora. Nehmen Sie möglichst wenig Medikamente!*

- *Reduzieren oder meiden Sie den Verzehr von Schweinefleisch, da hierin besonders viele chemische Substanzen enthalten sind.*

# 11  Nickelallergie & Co. – nicht überall Kontakt aufnehmen

Substanzen, mit der die Haut – das Grenzorgan des Körpers zur Umwelt – in Kontakt kommt, können Allergene bergen. Bestandteile in Kosmetika, Textilfarben oder Nickelanteile in Schmuck, Jeansknöpfen und Brillengestellen sind häufig Auslöser einer solchen Kontaktallergie.

Typisch für die Kontaktallergie sind Juckreiz, Rötung und Schwellung in dem Areal, in dem das Allergen einwirken konnte. Durch vermehrte Durchlässigkeit der Haut bilden sich Bläschen, die zu Krusten werden und dann abheilen. Die Symptome können jedoch auch an ganz anderen Stellen des Körpers in Erscheinung treten, was die Diagnose ziemlich erschweren kann. Ebenso ist es möglich, dass eine Kontaktallergie durch den Kontakt mit den „inneren Häuten" des Körpers, zum Beispiel Mundschleimhaut oder Darmschleimhaut, ausgelöst wird. Dies ist zum Beispiel der Fall, wenn entsprechend sensibilisierte Menschen Nickelteilchen aufnehmen, die in der Nahrung enthalten sind oder sich aus Kochtöpfen lösen.

Gerade in Bezug auf die Nahrung wird meist nicht an Nickel gedacht, jedoch enthalten viele Lebensmittel, die eigentlich als „gesund" gelten, gewisse Nickelanteile (Tab. 11).

Tab. 11: Nahrungsmittel, die oft Nickelanteile enthalten

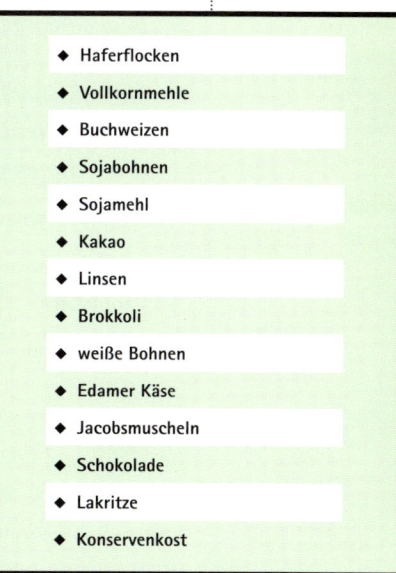

- ◆ Haferflocken
- ◆ Vollkornmehle
- ◆ Buchweizen
- ◆ Sojabohnen
- ◆ Sojamehl
- ◆ Kakao
- ◆ Linsen
- ◆ Brokkoli
- ◆ weiße Bohnen
- ◆ Edamer Käse
- ◆ Jacobsmuscheln
- ◆ Schokolade
- ◆ Lakritze
- ◆ Konservenkost

**Müdigkeit und Kopfschmerzen: Symptome, die eine Toxinüberlastung widerspiegeln**

Zu den unmittelbaren Reaktionen einer Kontaktallergie gesellen sich oft weitere Erscheinungen, welche die Toxinbelastung widerspiegeln. Hierzu zählen beispielsweise Müdigkeit, Depressionen, Kopfschmerzen, Konzentrationsschwäche, Schlafstörungen, Schwitzen, erhöhte Temperatur oder Bauchschmerzen.

 **Das können Sie tun**

- *Führen Sie ein Allergietagebuch mit Auslassversuch „Ihrer" vermuteten Allergene.*

- *Ein Bluttest, Muskeltest, Bioresonanztest oder EAV-Test erbringt meist Gewissheit darüber, was Sie meiden sollten. Ein „Provokationstest" kann die Diagnose unterstützen.*

- *In der Apotheke oder beim Arzt erhalten Sie Nachweistests für Nickel (DMGO-Test) in Form von Teststäbchen. Mit dieser Methode können Sie selbst Nickel in Nahrungsmitteln, Schmuck und anderen Metallgegenständen orten und davon Abstand nehmen.*

## 11.1 Zart eingecremt – Allergene in Kosmetika

Menschen mit sensibler Haut bevorzugen gerne „hypoallergene" und „allergologisch getestete" Kosmetika. Leider ist dieses Etikett kein Freifahrtschein. Denn selbst, wenn das Produkt keine bekannten Allergene enthält, heißt das nicht, dass nicht ein Mensch doch auf irgendeine Substanz reagieren kann. Auch hier gilt: Es muss individuell getestet werden, was verträglich ist und was nicht.

Häufige Allergieauslöser in Kosmetika sind beispielsweise
Konservierungsstoffe wie Parabene oder Chloracetamid sowie
Duftstoffe aus Geraniol, Zitronenextrakt, Eichenmoosextrakt,
Gewürznelken, Perubalsam und Zimtverbindungen. Gewürz-
nelke, Zimt und Pfefferminze spielen auch eine Hauptrolle als
Kontaktallergieauslöser in Zahnpasten und Mundwässern.
Gerade Allergien auf pflanzliche Substanzen sind „im
Kommen", da durch den Trend „zurück zur Natur" auch in
Kosmetika immer mehr Pflanzenwirkstoffe eingesetzt werden.
Wer eine empfindliche Haut hat, sollte sich daher in Bezug auf
Zusatzstoffe an das Motto „weniger ist mehr" halten.

*Allergien auf pflanzliche Substanzen sind stark „im Kommen"*

 **Das können Sie tun**

- *Zum Einfetten einer sensiblen und trockenen Haut haben sich Sonnenblumenöl, Weizenkeimöl, Mandelöl oder Olivenöl bewährt. Johanniskrautöl wird für Kinder angeboten und duftet gut, birgt aber ein erhöhtes Risiko einer Kontaktallergie.*

- *Als Badezusatz kann ein Gemisch aus etwas Honig, Milch und Pflanzenöl oder aber aus Eigelb, Honig und Sahne verwendet werden – natürlich nur, wenn keine Allergie gegen diese Nahrungsmittel besteht.*

- *Um die Funktionen der Haut zu unterstützen, eignen sich auch Stoffwechsel aktivierende „Reize", zum Beispiel Sport-arten, die den Körper mit Wasser und Luft in Berührung bringen sowie Massagen.*

- *Eine Gift ausleitende Antihomotoxische Therapie kann die Ausscheidungsfunktion der Haut entscheidend verbessern.*

## 11.2 Nicht nur Zwiebeln lassen Tränen fließen

Über 200 Pflanzen in unseren Breiten setzen Substanzen frei, die ein allergisches Kontaktekzem auslösen können. Dazu gehören auch Pflanzen mit bewährter heilender, hautpflegender Wirkung, die in medizinischen Cremes und Kosmetika Verwendung finden. Kontakt mit Pflanzen ergibt sich auch im Umgang mit Kräutermischungen, Trockensträußen, Tees (z.B. Pfefferminztee), Badezusätzen (z.B. Heublumenbad), in der Küche (Zwiebeln, Lauch, Schnittlauch, Knoblauch) und natürlich im direkten Umgang mit Gartenpflanzen (z.B. Primeln, Tulpen, Chrysanthemen).

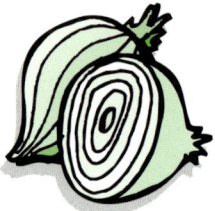

Bei Gärtnern, Blumenhändlerinnen und Angestellten in Kosmetik verarbeitenden Firmen können entsprechende Überempfindlichkeitsreaktionen zur Anerkennung einer Berufskrankheit, einer berufsbedingten Allergie, führen.

Abb. 29:
Zwiebeln können bei Allergikern eine Kontaktallergie auslösen.

## 11.3 Gummi verträgt nicht jeder

Die Zahl allergischer Reaktionen auf Naturkautschuk ist in den letzten zehn Jahren deutlich gestiegen. Als Ursache wird der zunehmende Gebrauch von Einmal-Gummihandschuhen zum Schutz vor Infektionen diskutiert. Latex stellt den wichtigsten Rohstoff für Einmal-Gummihandschuhe dar. Kranken- und Altenpfleger, Ärzte, Krankenschwestern, Zahnärzte, Zahnarzthelferinnen, Tierärzte, Angestellte der kosmetischen und pharmazeutischen Industrie, Laborpersonal, Reinigungspersonal, Angestellte in Schlachtbetrieben und Metzgereien und viele andere

Berufsgruppen können auf Gummihandschuhe nicht verzichten. Allergisierend wirken die Proteine des Naturkautschuks, oft aber auch der Puder, mit dem die Handschuhe an der Innenfläche versehen sind. Juckreiz, Rötung und Quaddeln sind die üblichen allergischen Hautsymptome. Dazu können auch andere allergische Beschwerden durch Einatmen der Puderteilchen kommen, etwa Schnupfen, Tränenfluss und Hustenreiz. Die Latexallergie wird zumindest bei medizinischem Personal als Berufskrankheit gewertet.

Wenn Latexallergikern ein Krankenhausaufenthalt bevorsteht, sollten sie rechtzeitig den betreuenden Arzt auf ihre Allergie aufmerksam machen, damit er entsprechende alternative Maßnahmen bei der Behandlung einplanen kann. Die Industrie ist zur Zeit bemüht, Latex durch andere Stoffe zu ersetzen. Dieses Bemühen ist sehr zu begrüßen, denn auch viele Alltagsgegenstände enthalten Latex, zum Beispiel Gummihandschuhe, Autoreifen, Fahrradreifen, Schuhreparaturmaterial, Gummimatten, Spielbälle, Ballons, Spielzeug, Radiergummis, Kondome oder Badeschuhe.

Wer eine Latexallergie hat, kann eventuell auf Bananen, Walnüsse und Avocados eine Kreuzreaktion entwickeln, da deren Proteine den Latexproteinen ähneln.

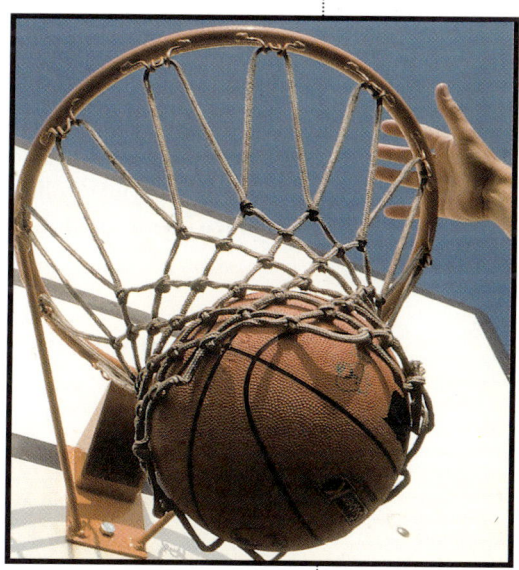

Abb. 30:
Ballsport macht Spaß, doch nicht jeder verträgt den Hautkontakt mit Gummibällen.

## 11.4 Neue Kleidung erst mal waschen

Neue Kleidung hat oftmals ihre Tücken. Farbstoffe, Fixierungs-
mittel, textilstabilisierende Chemikalien, die in der Wäsche
verbleiben, werden beim ersten Tragen auf die Haut abgegeben
und bei eng sitzenden Kleidungsstücken wie Jeans oder Leggins
regelrecht eingerieben. Zum Glück findet auch hier bei
manchen Firmen ein Umdenken statt. Enzyme statt Chemikalien
im Textilverarbeitungsprozess sowie Naturfarbstoffe tragen dazu
bei, die Haut des Käufers zu schonen. Trotzdem sollte jedes
neue Kleidungsstück vor dem ersten Tragen gewaschen, beziehungsweise Wollsachen an der frischen Luft ausgelüftet werden.

*Manche Textil-
firmen besinnen
sich wieder auf
Naturfarbstoffe*

Menschen, die zu Kontaktallergien neigen, kleiden sich am
besten in 100-prozentige Baumwolle, Seide oder Wolle. Die
Materialien sollten zudem möglichst wenig chemisch behandelt
sein. Natürliche Wolle von Schafen oder Lamas (Alpaka) bewirkt
einen idealen Wärmeausgleich, da sich je nach Außentemperatur
die im Haar eingeschlossene Luft ausdehnen oder zusammenziehen kann. Und: Wollfett statt Weichmacher spart Chemikalien
und lässt der Wolle ihre natürlichen Isoliereigenschaften.

## 11.5 Sonnenallergie durch Parfum und Süßstoff

Bei Menschen, die zu Allergien neigen, kann auch eine Reaktion auf Sonnenlicht in Verbindung mit chemischen Substanzen
auftreten und zu einer Kontaktallergie führen. Solche Reaktionen können ausgelöst werden durch Substanzen, die zum
Beispiel enthalten sind in manchen Wiesengräsern, Sellerie,
Bergamotte-Öl (in Kosmetika), in manchen Medikamenten

(u.a. Antibiotika, Beruhigungsmittel, Anti-Malaria-Medikamente, Anti-Pilz-mittel), des Weiteren in Farbstoffen (z.B. Eosin, Methylenblau, Rivanol), in Teer und auch in Süßstoff (Cyclamat).

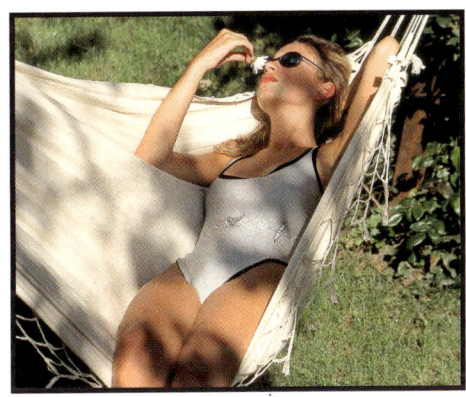

 **Das können Sie tun**

- *Schützen Sie sich in heißen Ländern vor der Sonne durch hautfreundliche, locker sitzende Kleidung.*

Abb. 31: Sonnenlicht und frische Blumen: Allergiker sollten dieses besser genießen, ohne direkt die Nase hineinzu-halten, um keine Kontaktallergie zu riskieren.

- *Wenn Sie regelmäßig Medikamente nehmen und eine Reise in heiße Länder planen, fragen Sie vor der Reise Ihren Hausarzt nach verstärkten Lichtreaktionen auf diese Substanzen hin. Er wird Ihnen sagen, ob die Medikamente vielleicht durch andere ersetzt werden sollen, oder ob eine Sonnenmilch mit hohem Lichtschutzfaktor genügt.*

- *Ein „innerer Schutz" gegen Sonnenallergie ist die Einnahme von Kalzium, das die Gefäßwände stabilisiert, Vitamin C, Echinacea und Vitamin-B-Komplex zur Stärkung der Abwehr. Beginnen Sie mit der Einnahme bereits sechs Wochen vor der Reise.*

- *Verwenden Sie einen hohen Lichtschutzfaktor. Und: Die „Siesta" im Schatten zwischen 12 und 16 Uhr gilt für Touristen ganz besonders.*

- *Denken Sie daran, viel Mineralwasser oder Tee zu trinken. Denn trockene Haut begünstigt allergische Hautreaktionen.*

- *Verwenden Sie im Hochsommer kein Parfum, da einige Duftstoffe die Lichtempfindlichkeit der Haut erhöhen können.*

## 11.6 Insektengiftallergie: In der Pflaumenzeit Notfall-Set bereithalten

Jedes Jahr, besonders in der Zeit des Pflaumenkuchens und der reifenden Äpfel, leiden manche Menschen besonders unter dem Stich einer Biene oder Wespe: die Insektengift-Allergiker. Bei ihnen entwickeln sich nach dem Stich nicht nur eine Rötung und Schwellung, sondern es entstehen allergische Reaktionen wie brennende Quaddeln oder – bei besonders sensibilisierten Menschen – gar Schocksymptome wie Herzrasen, Ohnmachtsgefühl, Übelkeit, Atembeschwerden.

**Bei Insektengiftallergie hat sich die Hyposensibilisierungstherapie bewährt**

Wer auf Insektenstiche allergisch reagiert, sollte sich vom Arzt einen Allergiepass ausstellen lassen und ihn in den Sommermonaten immer bei sich tragen. Nach jedem Insektenstich sollte vorsichtshalber der Arzt aufgesucht werden, auch wenn es zuerst „nicht so schlimm" aussieht oder man sich ganz wohl fühlt. Allergische Nachreaktionen können noch später, auch nach Stunden, auftreten. Für diese Patienten gibt es auch ein „Notfall-Set", dessen Gebrauch der Arzt erklärt. Es enthält Tabletten, ein Spray und eine Spritze, die man im Fall eines Stiches selbst anwenden kann. Bei Insektengiftallergien hat sich die Hyposensibilisierungstherapie mit einer etwa 80-prozentigen Erfolgsrate bewährt.

# 12 Dicke Luft im Büro führt zu vielfältigen Syndromen

Es gibt einige Gesundheitsstörungen, die eng mit den modernen Arbeits- und Lebensbedingungen zusammenhängen. Umweltgifte in Büros oder Leistungsstress können zu unspezifischen Befindlichkeitsstörungen führen, die zusammengefasst sind unter Begriffen wie „Sick-Building-Syndrom" oder „chronisches Müdigkeits syndrom". Auch bei diesen Störungen treten Allergie ähnliche Symptome auf, andererseits kann auch eine Neigung zu Allergien die Anfälligkeit für solche „Syndrome" erhöhen.

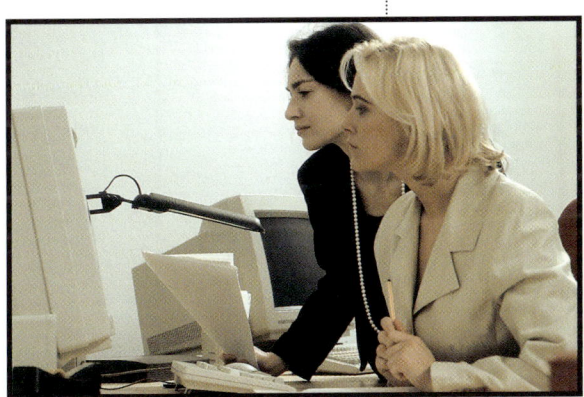

Abb. 32:
Trockene Haut, Schnupfen und Kopfschmerzen – viele Menschen im Büro sind davon geplagt.

## 12.1 Der todmüde Kollege als Simulant beschimpft

Das chronische Müdigkeits- beziehungsweise Erschöpfungssyndrom, nach dem englischen Begriff CFS (chronic fatigue syndrome) genannt, wurde schon lange mit Umweltgiften in Zusammenhang gebracht. In Deutschland ist es als Krankheit anerkannt, dennoch ist in der konventionellen Medizin noch nicht sicher, durch welche Ursachen es hervorgerufen wird und ob diese rein körperlich oder seelisch bedingt sind. Daher haben viele Patienten eine Odyssee hinter sich, bevor sie Hilfe erhalten.

Der Grund, der sie zum Arzt oder meist zu mehreren Ärzten führt, ist scheinbar simpel: Sie fühlen sich „müde, müde, müde", und das seit mindestens sechs Monaten. Andere Beschwerden sind untypisch: Stimmungsschwankungen, Depressionen, Gereiztheit, Spannungskopfschmerz, Schwindel oder Muskelschmerzen. Die Betroffenen sind meist zwischen 30 und 40 Jahre alt und arbeiten in leistungsorientierten Berufen, weswegen sie ihr Krankheitssymptom Müdigkeit umso weiter von sich weisen. Frauen sind zwei- bis dreimal so häufig betroffen wie Männer. Trotz der heute noch vagen Diagnosestellung wagen Wissenschaftler die Schätzung, dass etwa 1–2 Prozent der Bevölkerung an CFS leidet.

- Amalgam-Einwirkung
- Pilzbefall des Darms
- unerkannte Leberentzündung
- unerkannte Infektionskrankheiten
- Vitaminmangel
- Allergien
- MCS-Syndrom (multiple chemical sensitivity)
- Sick-Building-Syndrom
- saisonale Depression mit Schlafstörung
- Muskelschmerz-Syndrom mit Depression und Schlafstörung

Tab. 12:
Mögliche Ursachen des chronischen Müdigkeitssyndroms

Trotz des Ringens um verstärkte Information sind die Ursachen des CFS oft nicht eindeutig. Die möglichen Ursachen jedoch, auf die hin die Patienten meist untersucht werden, geben aber bereits einen Hinweis auf die Beteiligung des Immunsystems und auf eine „Vergiftung" (Tab. 12).

## 12.2   Muskelschmerzen und Müdigkeit

Eine Odyssee bei Ärzten haben hierzulande meist auch die fast eine Million Menschen hinter sich, deren Problem Muskelschmerzen sind, die von Stress oder Kälte verstärkt werden und begleitet sind von Abgeschlagenheit, Konzentrations- und

Schlafstörungen, Kopfschmerzen, Schwellungen und Kribbeln an den schmerzenden Stellen. Das Image „jüngerer Frauen, die nur den Arzt beschäftigen wollen" werden diese Patienten – zu 80 Prozent Frauen zwischen 20 und 45 Jahren – nur schwer los. Auch hier ähneln manche Symptome allergischen Begleitreaktionen, weshalb eine gründliche Diagnose erfolgen sollte.

Die Therapie dieser Gesundheitsstörung beinhaltet meist spezielle Massagen oder Elektrotherapie, Rückenschule, Muskeltraining, Wärmetherapie und psychologische Beratung. Bewährt hat sich eine ergänzende Ausleitung von Toxinen mit Antihomotoxischen Mitteln sowie die Anwendung von schmerzlindernden Mitteln wie Bryaconeel und Rhododendroneel.

**Das Image: Frauen, die nur den Arzt beschäftigen wollen**

## 12.3 Sick-Building-Syndrom – die heimliche Krankheit in Büros und Kaufhäusern

Die Industrienationen sind ein Volk von Büroarbeitern geworden. Mehr als 50 Prozent der Berufstätigen sind in Büros tätig, weitere 20 Prozent üben in Kaufhäusern und Läden Dienstleistungen aus. Etwa jeder Fünfte dieser Beschäftigten leidet an dem so genannten „Sick-Building-Syndrom", er leidet also unter einem „krank machenden Gebäude".

Hierbei handelt es sich nach aktuellen Erkenntnissen um eine Einwirkung von chemischen und klimatischen Toxinen, die – zusammen mit Stress und Immunschwäche – die typischen Beschwerden an der Arbeitsstätte hervorruft: Augenbrennen, „trockene Augen", trockene Haut, Juckreiz, Haarausfall, Schnupfen, chronische Nasennebenhöhlenentzündung, Kopfschmerzen, Halsschmerzen.

Die Beschwerden treten regelmäßig über Monate hinweg auf, und zwar nur, wenn sich der Betreffende im Bürogebäude aufhält. Dagegen verschwinden die Beschwerden, wenn die Arbeitsstelle verlassen wird. Frauen „in den besten Jahren" sind besonders häufig betroffen. Als das Syndrom Ende der 70er Jahre erstmals beschrieben wurde, wurde als Ursache eine mangelhafte Belüftung der Gebäude angenommen, da die Belüftung wegen der Energiekrise in sämtlichen Gebäuden reduziert worden war.

**Wo nicht gelüftet wird, kann sich die Schadstoffkonzentration deutlich erhöhen**

Ein mangelhafter Luftaustausch kann in der Tat jene Beschwerden auslösen oder fördern, denn Toxine wie Formaldehyd und flüchtige organische Verbindungen, Milben und Schimmelpilze können dann in erhöhter Konzentration im Raum auftreten. Berufliche Unzufriedenheit, Mobbing, Über- oder Unterforderung schwächen zusätzlich das Immunsystem. Bei etwa 25 Prozent der Betroffenen lässt sich ein spezieller Grund (z.B. Allergie gegen Schadstoffe, Kleber, Farbe, Schimmelpilze aus dem Luftbefeuchter) nachweisen, bei den anderen 75 Prozent wird ein „multikausales" Geschehen vermutet. Auch wird ein Zusammenhang der Beschwerden mit einer allgemeinen Empfindlichkeit des Organismus gegenüber verschiedensten Chemikalien und Toxinen („multiple chemical sensitivity") vermutet.

## 12.4 Chronische Kopfschmerzen durch Medikamente und Schadstoffe

Kopfschmerzen sind nach Rückenschmerzen eine der Hauptklagen der Patienten in einer Allgemeinarztpraxis. Jeder zweite Erwachsene und jedes achte Kind hat Befragungen zufolge schon unter starken Kopfschmerzen gelitten. Eine Diagnose ist hier wichtig, um auszuschließen, dass andere Erkrankungen dahinter stecken.

### Im Teufelskreis von Medikamenten und Schmerzsteigerung

Bei etwa jedem fünften Erwachsenen jedoch wird keine konkrete Ursache gefunden, die Kopfschmerzen werden aber chronisch. Oft liegt hier ein Teufelskreis vor: Schmerz − Medikamenteneinnahme − „Gewöhnung" des Organismus an die Medikamente − nachlassende Medikamentenwirkung und Zunahme der Schmerzempfindlichkeit − stärkerer Schmerz − höhere Medikamentendosis. In einer Schmerzklinik oder bei einem Schmerztherapeuten ist daher oft der erste Schritt, alle Kopfschmerztabletten abzusetzen. Lernen die Betroffenen zum ersten Mal, mit dem Schmerz umzugehen, sind sie oft erstaunt, wie einfach das Konzept ist und bedauern, dies nicht schon viel früher gelernt zu haben.

Der Schmerz ist kein „böser Geist", der einen aus dem Hinterhalt überfällt, sondern wird meist durch bestimmte Reize ausgelöst, zum Beispiel durch Toxinüberflutung des Körpers (z.B. durch Schadstoffe, Strahlen oder Lärm). Der Schmerz beginnt dann zögernd und lässt sich in diesen Stadien meist noch gut unterbrechen, zum Beispiel durch Entspannungstechniken und

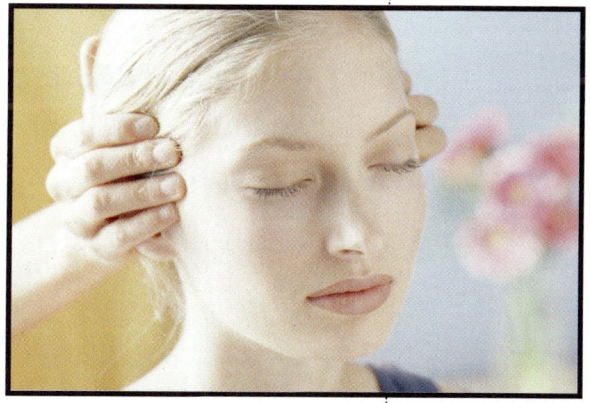

Abb. 33: Kopfschmerzen im Anfangsstadium können eventuell durch eine Streich- oder Druckpunktmassage gelindert werden.

(mechanische) Hilfsmittel (Massieren der Akupunkturpunkte, Kühlung der Stirn mit Eis oder japanischem Heilpflanzenöl),

aber auch durch Homöopathika (z.B. Gelsemium) oder Antihomotoxische Mittel – zum Beispiel Gelsemium-Homaccord oder

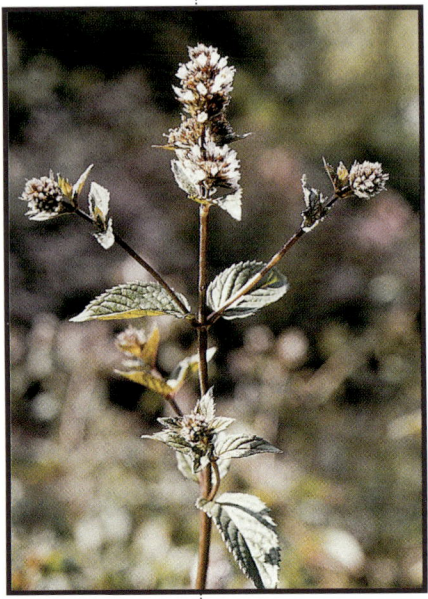

Spigelon, ein Antihomotoxisches Mittel
das unter anderem auf der Wirkung von
Wurmkraut (Spigelia), Tollkirsche (Bella-
donna), Wildem Jasmin (Gelsemium) und
Lebensbaum (Thuja) basiert. Mehr auf
die Art von Kopfschmerzen, die durch
Gefäßreaktionen (z.B. prämenstruelle
Migräne) zustande kommt, zielt das
Antihomotoxische Mittel Aesculus
compositum. Es wirkt unter anderem
ausschwemmend auf der Basis von
Rosskastanie (Aesculus) und Mistel sowie
krampflösend durch Hamamelis. Zusätzlich können Mittel zur Unterstützung der
Abwehr, Entgiftung und Ausleitung
eingesetzt werden, zum Beispiel Galium-
Heel und Lymphomyosot.

Abb. 34:
Die Wirkstoffe der
Pfefferminze wirken
belebend – das kann
manche Tasse Kaffee
ersetzen und zu einem
„naturgemäßeren"
Tagesablauf beitragen.

## 12.5 Bewährt: Antihomotoxische Behandlung, Entspannungstechniken und Psychotherapie

Chronische Müdigkeit, chronische Kopfschmerzen oder „krank
machende" Gebäude legen nahe, dass bei den Betroffenen generell eine Überlastung des Immunsystems und der Entgiftungsmechanismen vorliegt. Während der Körper versucht, sich gegen
dieses Ungleichgewicht und gegen die aktuellen Toxine zu
wehren, reagiert der eine Betroffene mehr mit Müdigkeit, der
andere mit Schnupfen, Husten oder Kopfschmerzen. Der anti-

homotoxisch tätige Arzt wird versuchen, „Giftquellen" aufzu-
decken, Mangelerscheinungen festzustellen und andere Erkran-
kungen auszuschließen. In der Therapie werden die Abwehr-,
Entgiftungs- und Ausleitungsmechanismen unterstützt sowie
symptomatisch wirkende Mittel eingesetzt. So haben sich zum
Beispiel bewährt: Engystol, Thymusextrakte oder Echinacea zur
Stimulierung des Immunsystems; Cerebrum compositum und
Ginkgo biloba zur Verbesserung der Stoffwechselleistung und
Durchblutung; Johanniskraut und Ignatia-Homaccord gegen
Depressionen. Um sich in einen naturgemäßen Lebensrhythmus
einzufinden, helfen beispielsweise Baldrian (z.B. in Valeriana-
heel, Nervoheel und Noxom S) oder heiße Milch mit Honig vor
dem Schlafengehen, wie auch Pfefferminztee als Kaffeeersatz
(Vorsicht bei Kräuterallergie).

*„Giftquellen" und Mangel- erscheinungen müssen auf- gespürt werden*

Ebenso gilt als erwiesen, dass eine Verhaltenstherapie wie auch
Entspannungstechniken das Wohlbefinden deutlich fördern
können, so dass die Betroffenen in der Lage sind, ihren berufli-
chen und sozialen Verpflichtungen gut nachzukommen.

### 👉 Das können Sie tun

- *Sind Sie ständig müde, sollten Sie ein „Schlafprotokoll"
führen. Notieren Sie, wann Sie tags einnicken und abends
einschlafen. Notieren Sie auch, wie Ihr Tagesablauf und
-rhythmus ist, wann Sie morgens aufstehen müssen und ob Sie
sich mittags ausruhen. Mit diesem Schlafprotokoll können Sie
viel leichter mit Ihrem Arzt über Ihre Müdigkeit reden.
Notieren Sie auch, ob und wie oft Sie Tabletten nehmen
(z.B. Schlaftabletten, Herztabletten, Beruhigungstabletten,
Mittel gegen Depressionen oder Kopfschmerztabletten).*

- *Lassen Sie sich bei anhaltenden Kopfschmerzen auf jeden Fall ärztlich untersuchen. Berichten Sie dem Arzt, ob Sie sich in letzter Zeit auch anderweitig nicht wohl gefühlt haben. Traten diese Beschwerden nur während der Bürozeit auf? Hatten Sie häufig Infekte, Kopfschmerzen, Muskel- oder Gliederschmerzen?*

- *Frauen ab etwa 40 Jahren, die außer Schlafstörungen auch an Hitzewallungen, Kopf- und Brustschmerzen leiden, sollten ihren Frauenarzt aufsuchen. Vielleicht spielen hormonelle Unausgewogenheiten eine Rolle, die auch mit naturheilkundlichen und Antihomotoxischen Mitteln behandelt werden können, zum Beispiel mit Keuschlamm (Agnus castus), Hormeel, Klimakt-Heel oder Mulimen.*

- *Gab es in Ihrem Familienkreis kürzlich ein belastendes Ereignis? Leiden Sie in Ihrer Firma unter Mobbing, fühlen Sie sich überlastet oder zurückgesetzt? Besprechen Sie dies bald mit dem Arzt Ihres Vertrauens, denn eventuell kann eine psychologische Therapie eine wertvolle Hilfe sein.*

- *Erkundigen Sie sich bei Ihrem Arzt nach Selbsthilfegruppen. Sie stehen mit Ihren Schwierigkeiten nicht allein da, vielen anderen Menschen wurde auch schon geholfen, und Sie können von diesen Erfahrungen profitieren.*

# 13 Sie gestalten Ihre Therapie mit

Bei Neigung zu Allergien und Überempfindlichkeitsreaktionen gibt es vieles, das die Betroffenen prophylaktisch oder therapiebegleitend tun können, um den Körper langfristig besser zu wappnen. Gesunde Ernährung, Selbsthilfegruppen, Sport und Entspannung zählen hierbei zu den wichtigsten Maßnahmen.

## 13.1 Essen – ein Vergnügen, das der Gesundheit dient

Laut Umfragen ist Essen für viele Bundesbürger eine der schönsten Nebensachen der Welt. Das sollte auch für Allergiker so sein. Bei der Zusammenstellung ihrer Ernährung ist allein etwas Fingerspitzengefühl erforderlich, denn es sollen vier Kriterien erfüllt sein:

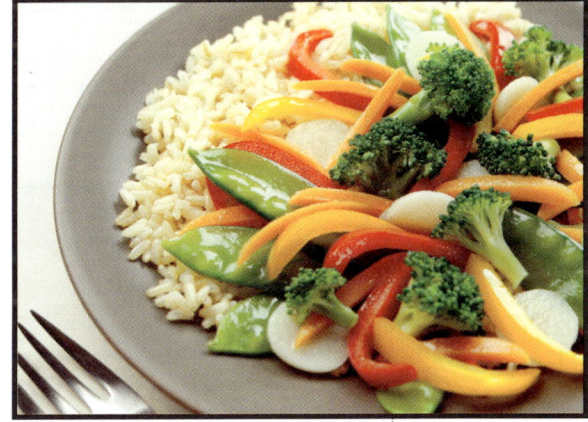

◆ Etwaige Nahrungsmittelallergene sind zu meiden.

◆ Der Körper soll ausreichend mit Nährstoffen, Vitaminen, Mineralstoffen, Spurenelementen und Enzymen versorgt werden, damit er seine Stoffwechsel-, Abwehr- und Entgiftungsfunktionen optimal wahrnehmen kann.

◆ Die Speisen sollten möglichst wenig Toxine enthalten.

◆ Und das Ganze soll natürlich lecker schmecken.

Abb. 35:
Rotes, grünes und gelbes Gemüse ist besonders reich an Vitaminen und Mineralstoffen.

115

Tab. 13:
Mineralstoffe und
Spurenelemente,
Beispiele für ihr
Vorkommen und
Mangelerscheinungen

| Mineralstoffe / Spurenelemente | Beispiele für ihr Vorkommen | Beispiele für Mangelerscheinungen |
|---|---|---|
| Magnesium | Getreide, Kohl, Nüsse, Kernobst, Brot, Gebäck | Müdigkeit, Kopfschmerzen, Wadenkrämpfe, Herzbeschwerden, mangelnde Entgiftung |
| Kalzium | Milch, Käse, Kakao, Nüsse | weiche, brüchige Knochen, Herzbeschwerden, Wadenkrämpfe, mangelnde Entgiftung |
| Eisen | mageres Fleisch, Hülsenfrüchte, Spinat | Blutarmut, Schwäche, Schwindel |
| Zink | mageres Fleisch, Vollkorn, Mais, Hirse, Dinkel, Vollkornreis | verzögerte Wundheilung, Haarausfall, bei Kindern Wachstumsstörungen |
| Selen | mageres Fleisch, Seefisch, Eier, Sojabohnen | Leber-, Muskel- und Herzfunktionsstörungen, verminderte Abwehrkräfte |
| Jod | Seefisch, Muscheln, Milch, jodierte Back-, Wurst- und Fleischwaren | Schilddrüsenfunktionsstörungen, Beeinträchtigung der Herzfunktion, Stimmungsschwankungen |

Wer hierbei seine Kreativität walten lässt, wird keine Schwierigkeiten haben, gesunde, „antihomotoxische" und schmackhafte Gerichte auf den Tisch zu „zaubern".

Kohlenhydrate sollten mit 50–60 Prozent den Hauptteil der täglichen Kalorien ausmachen, Eiweiß einen Anteil von etwa

20–30 Prozent und Fett nur etwa 10–20 Prozent. Bei den heutigen Ernährungsgepflogenheiten liegt die prozentuale Verteilung deutlich anders, aber eine Änderung ist nur eine Sache der Gewohnheit.

Bei der Zusammenstellung der Nahrungsmittel ist es nützlich, deren Vitamin- und Mineralstoffgehalt im Auge zu haben, um so eine ausgewogene Ernährung zu gewährleisten. Hierzu geben die Tabellen 13 und 14 Auskunft. Speziell für Allergiker gilt: Sie haben einen gesteigerten Bedarf an Kalzium und Magnesium. Sie leiden daher besonders häufig unter Mangelerscheinungen an diesen Mineralstoffen. Ein Mangel wiederum beeinträchtigt die körpereigene Entgiftung und erhöht somit die Neigung zu Allergien. Daher sollten Allergiker auf eine ausreichende Zufuhr von Kalzium und Magnesium sorgen – entsprechende Nahrungsmittel sollten täglich auf dem Speiseplan stehen.

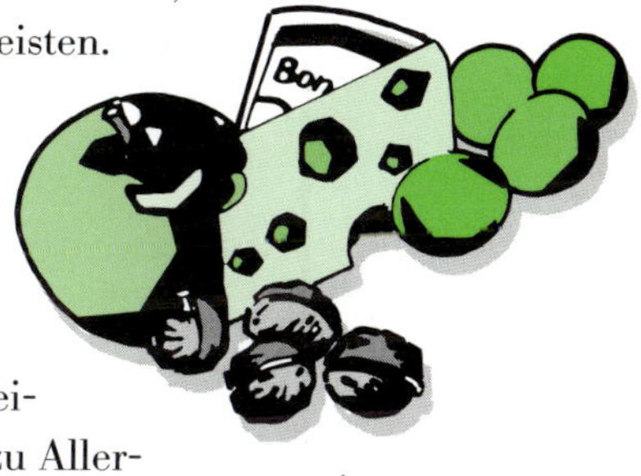

Abb. 36:
Käse und Nüsse zählen zu den Kalzium- und Magnesiumlieferanten.

### Erhöhter Cholesterinspiegel durch Verbrauch von zuviel Eiweiß

Dass Menschen, die seit mehreren Jahren von Allergien betroffen sind, meist einen erhöhten Cholesterinspiegel im Blut aufweisen, liegt nicht nur an Ernährungssünden, sondern vor allem an einem gestörten Eiweißstoffwechsel.

Zuviel Eiweiße werden in diesem Fall als Antikörper „verbraucht" und stehen nicht zum Cholesterintransport in die Zellen zur Verfügung. Wird die Allergie im Antihomotoxischen Sinn als Defizit der Entgiftungssysteme behandelt, so spielt sich das Gleichgewicht der Eiweiße meist wieder ein und der Cholesterinspiegel sinkt.

Tab. 14:
Vitamine, Beispiele für
ihr Vorkommen und
Mangelerscheinungen

| Vitamine | Beispiele für ihr Vorkommen | Beispiele für Mangelerscheinungen |
|---|---|---|
| Vitamin A | rotes und grünes Gemüse, Obst, Vollmilch, Butter, Eier | Sehschwäche, Nachtblindheit, Hautinfektionen |
| Vitamin $B_1$ | Milch, Joghurt, Eier, Fisch, Vollkorn, Bohnen, getrocknete Pflaumen, Hefe, Weizenkeime | Übelkeit, Appetitlosigkeit, Verstopfung, Blähungen |
| Vitamin $B_2$ | Nüsse, Weizen, Milch, Leber, Pilze | Übelkeit, Erbrechen |
| Vitamin $B_3$ | Hefe, Leber | Schwäche, Übelkeit |
| Vitamin $B_6$ | Hefe, Weizen Leber, Gemüse, Fleisch, Eier | Schwäche, Schwindel, Blutarmut |
| Vitamin $B_{12}$ | Milch, Milchprodukte, Eier, Fleisch, Seefisch, fetter Käse | Blutarmut, Nervosität, Nervenempfindungsstörungen |
| Folsäure (zum Vitamin-B-Komplex gehörend) | Blattgemüse, Leber, Milch, Hefe, Weizenkeime | Schwäche, Empfindungsstörungen, Kopfschmerzen, beim Embryo eventuell Missbildungen |
| Vitamin C | frisches Obst und Gemüse, Kartoffeln | Abwehrschwäche, Hautinfektionen |
| Vitamin D | Milch, Milchprodukte, Eigelb, Fleisch | weiche Knochen (Rachitis), erhöhte Knochenbrüchigkeit |
| Vitamin E | Blattgemüse, rotes und grünes Gemüse, Nüsse, Eigelb, Hefe, Vollkorn, Pflanzenöle mit ungesättigten Fettsäuren | Krampfadern |
| Vitamin K | grünes Gemüse | Blutungsneigung |
| Pflanzenstoffe wie Karotinoide, Flavonoide, Terpene | Kohl, Kresse, Zwiebeln, Knoblauch, Porree, frisches Obst, Getreide | Infektneigung, Verdauungsbeschwerden, Kopfschmerzen, Durchblutungsstörungen |

## 13.2 Erfahrungsaustausch mit Gleichgesinnten

„Lebensqualität" ist ein Faktor, unter dem heute Therapien beurteilt werden. Das heißt, die Lebensqualität eines Menschen, der zu Allergien neigt, soll sich möglichst wenig von der gesunder Gleichaltriger unterscheiden. Neben einer Therapie ist eine ergänzende Schulung eine gute Hilfe, um dieses Ziel zu erreichen.

Viele Ärzte und Kliniken bieten solche Patientenschulungen an. Hier erfahren Patienten alles über die Funktionsweisen ihrer Organsysteme. Sie lernen, wie man Überempfindlichkeitsreaktionen frühzeitig erkennen und positiv beeinflussen kann. Was ist im Notfall zu tun? Wie kann eine Notfallsituation vermieden werden? Welche Medikamente muss ich mit mir führen, wenn ich zur Arbeit gehe? Welcher Sport tut mir gut? Wo finde ich Gleichgesinnte? Wie und wo beantrage ich eine Kur? Auf solche Fragen werden hilfreiche Antworten gegeben. Auch Selbsthilfegruppen dienen dem Erfahrungsaustausch und stärken den Betroffenen in dem Gefühl, nicht allein zu sein mit seinen Problemen.

*Patientenschulungen helfen den Betroffenen, im Alltag ganz „normal" zu leben*

## 13.3 Spaß durch Sport in der Gruppe

Die Zeiten, da Asthmapatienten und solche mit Heuschnupfen schonend im Lehnstuhl saßen und immer „schlapper" wurden, sind zum Glück vorbei. Heutzutage ist angemessenes und regelmäßiges körperliches Training ein wichtiges Standbein der Therapie. Beim Arzt und in Selbsthilfegruppen werden Adressen von Sportgruppen vermittelt, in denen Ärzte und geschulte

Trainer die Patienten fordern und fördern. Prinzipiell sind für Allergiker alle Sportarten geeignet, welche die Ausdauer fördern, zum Beispiel Schwimmen, Radfahren, Golfspielen, Wandern und Ski-Langlauf. Solche Sportarten stärken die Muskeln, fördern die Durchblutung von Haut, Lungen, Herz und Darm, trainieren das Koordinationsvermögen und bringen einen bei Interesse in Kontakt mit Gleichgesinnten.

## 13.4  Auch die Seele braucht „Entgiftung"

**Dauerhafte seelische Belastung kann die Organ- und Stoffwechsel- funktionen beeinträchtigen**

Der Mensch besteht nicht nur aus Körper und Geist. Seine dritte „Einheit" ist die Seele. Es ist erwiesen, dass chronischer psychischer Stress die Anzahl der aktiven weißen Blutkörperchen vermindert und ihre Kampfkraft gegenüber Eindringlingen schwächt. Dauerhafter Psychostress wirkt quasi als Toxin, das in den ganzen Körper dringt. Der Volksmund drückt dies treffend aus: Ärger zum Beispiel „nimmt die Luft zum Atmen", „schnürt die Kehle zu", „liegt wie ein Stein im Magen" und lässt „die Galle überlaufen". Auch gegenüber Menschen gibt es starke negative seelische Reaktionen: „Auf den oder die bin ich allergisch" sagt man manchmal, und Autoren psychologischer Werke schreiben von „toxischen Menschen in unserem Leben".

Kann die Ursache des Psychostresses nicht behoben werden, drohen tatsächlich „via Seele" chronische Überlastungen der Organe und Beeinträchtigungen der Stoffwechselfunktionen. Viele Allergien, aber auch das chronische Müdigkeitssyndrom kommen oft erst nach dauerhaftem Stress zum Ausbruch. Daher ist es so wichtig, in einer solchen Situation psychologische Hilfe einzuholen. Auf eine ärztliche Begründung hin übernehmen die meisten Krankenkassen eine gewisse Anzahl von Psychotherapie-Stunden. Liegt die Ursache weniger in konkreten Problemen, sondern eher in einer allgemeinen Überforderung, so können ganzheitliche Therapiemethoden dazu beitragen, den Betroffenen wieder zu stabilisieren.

Solche Methoden werden auch mit Erfolg zur Begleitung von Allergietherapien eingesetzt, da ja auch hier eine „Überforderung" des Organismus vorliegt.

Atemtherapie, Reflexzonenmassage, Bach-Blütentherapie, Muskelentspannungstraining, Klimakuren, Kneipp-Anwendungen, Akupunktur und Akupressur, Farbtherapie und Autogenes Training sind beispielsweise bewährte Methoden, um den Organismus wieder ins Gleichgewicht zu bringen. Aus diesem Gleichgewicht heraus besteht für ihn kein Anlass mehr zu „Überreaktionen", sondern er kann den Anforderungen des Alltags gelassen entgegensehen.

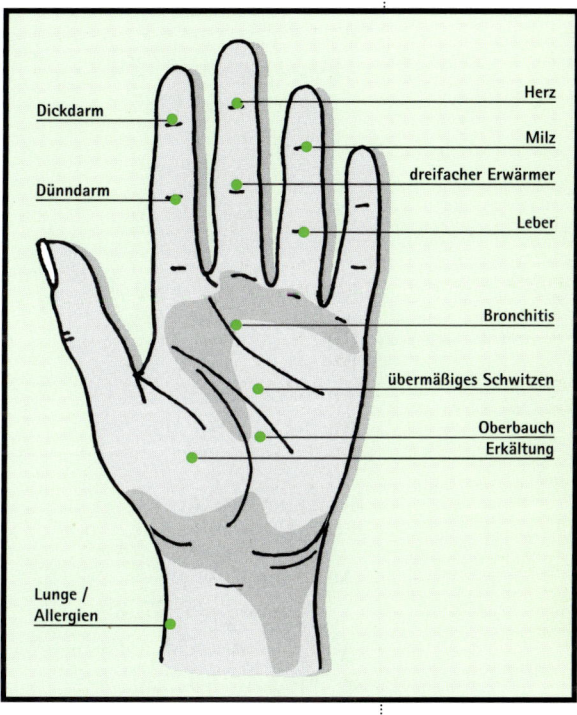

Abb. 37:
Organe und ihre Dysfunktionen können über die Reflexzonen, z.B. in der Hand, mit Akupressur positiv beeinflusst werden.

# 14 Sachwortverzeichnis

# 15 Glossar

**Allergen**  Substanz, die eine Allergie auslösen kann

**Allergietagebuch/**  Tagebuch, in dem allergische Beschwerden
**Asthmatagebuch**  in Bezug auf ihre Art, ihren Verlauf und
begleitende Umstände notiert werden

**Allergologe**  Arzt, der sich auf Diagnostik und Therapie
von Allergien spezialisiert hat

**Allopathie**  Therapie mit konventionellen Arzneimitteln, deren Wirkung der Krankheit oder
Störung entgegengerichtet ist (im Gegensatz zur Homöopathie, die auf dem
Grundsatz „Ähnliches soll durch Ähnliches geheilt werden" basiert)

**Antiallergika**  Arzneimittel zur Vorbeugung gegen und
zur Behandlung von Allergien

**Antigen**  artfremder Stoff (z.B. Bakterium, Toxin),
der im Körper die Bildung von Antikörpern auslöst, die den Fremdstoff unschädlich machen

**Antihomotoxika**  homöopathische Arzneimittel (meist
→ Komplexhomöopathika) der
→ Homotoxikologie. Sie fördern die
Ausschleusung und Neutralisation der den
Körper belastenden Giftstoffe (Homotoxine), die zur Erkrankung geführt haben.

| | |
|---|---|
| **Antihomotoxische Therapie** | Anwendung der → Antihomotoxika in der Therapie |
| **Antikörper** | körpereigene Abwehrmoleküle gegen Fremdstoffe (Antigene) |
| **Bach-Blütentherapie** | Therapie mit Blütenessenzen in potenzierter Form |
| **biologische Medizin** | Zweig der Medizin, der auf ganzheitlichen, natürlichen und naturheilkundlichen Diagnose- und Therapieverfahren basiert |
| **biologischer Schnitt** | Begriff in der Antihomotoxischen Medizin für die Grenze zwischen dem Krankheitsgeschehen außerhalb der Zelle und dem Krankheitsgeschehen innerhalb der Zelle; gemäß der Sechs-Phasen-Tabelle nach Reckeweg befindet sich der biologische Schnitt zwischen der Ablagerungsphase (3. Phase) und der Zellerkrankungsphase (4. Phase) |
| **Bioresonanztherapie** | Diagnose- und Therapiemethode, bei der biophysikalische Schwingungen des Patienten aufgenommen, gemessen und modifiziert in den Körper zurückgeleitet werden, mit dem Ziel, pathophysiologische Irritationssignale zu löschen |

**Darmflora**

bakterielle Besiedlung des unteren, zum Dünndarm gehörigen Krummdarms (Ileum) sowie des gesamten Grimmdarms (Kolon) und Mastdarms (Rektum)

**Eigenbluttherapie**

Form der Reiztherapie, bei der körpereigenes Blut nach der Entnahme direkt oder nach homöopathischer Aufbereitung wieder injiziert oder oral verabreicht wird

**Ekzem**

juckende Entzündung der Haut

**Elektroakupunktur**

Weiterentwicklung der klassischen Akupunktur, bei der die Akupunkturpunkte durch niederfrequente Wechselströme gereizt werden

**Histamin**

Botenstoff, der bei der Antigen-Antikörper-Reaktion aus Mastzellen freigesetzt wird und Symptome wie Juckreiz und tränende Augen auslöst

**Homotoxikologie**

Die von dem Arzt Dr. Hans-Heinrich Reckeweg aufgestellte Krankheitslehre, die in Homotoxinen (von innen stammende sowie von außen auf den Körper einwirkende Gifte) die Ursache von Erkrankungen sieht. Die Homotoxikologie beruht auf der Annahme, dass Krankheiten als biologisch zweckmäßige Abwehrvorgänge und Kompensationsprozesse gegen diese „Giftstoffe" (Homoto-

xine) zu interpretieren sind. Die Abwehrvorgänge teilt Reckeweg in sechs Phasen
ein → (Sechs-Phasen-Tabelle).

**Homotoxine**

für den Menschen (homo) schädliche
Faktoren/Giftstoffe (toxine); all jene stoff-
lichen (chemischen/biochemischen) und
nichtstofflichen (physikalischen, psychischen) Faktoren, die beim Menschen
Gesundheitsstörungen hervorrufen
können, zum Beispiel Krankheitserreger,
Schadstoffe in Nahrung und Umwelt sowie
im eigenen Stoffwechsel entstandene
belastende Stoffwechselprodukte

**humoral**

die Körperflüssigkeiten betreffend bzw.
den Transport von Substanzen mittels
Flüssigkeiten (Blut, Lymphe)

**Hyposensibilisierung**

Verabreichung eines Allergie auslösenden
Antigens in steigender Dosierung, mit dem
Ziel, die Reaktionsbereitschaft des Organismus in Bezug auf dieses Antigen herab-
zusetzen

**Kinesiologie**

Muskeltest, der Störungen auf stoffwech-
selbezogener und psychischer Ebene
durch ein plötzliches Nachlassen der
Haltearbeit der willkürlichen Muskulatur
(i.d.R. des Arms) aufzeigen soll

**Komplex-
homöopathika**

Präparate, die sich aus mehreren
unterschiedlichen homöopathischen Sub-

stanzen oder Potenzen zusammensetzen; im Gegensatz zur „klassischen" Homöopathie können sie nach Indikationen eingesetzt werden

**Kontaktallergie**

Allergie, die durch Berührung bestimmter Substanzen ausgelöst wird

**Leukotriene**

Botenstoffe mit histaminähnlicher Wirkung

**Mastzellen**

weiße Blutkörperchen (Granulozyten), die u.a. → Histamin enthalten

**Matrix**

flüssigkeitsgefülltes Maschenwerk aus Eiweißzuckern im Bindegewebe

**Peakflowmeter**

kleines Gerät, mit dem die Lungenfunktion bzw. die maximale Atemstromstärke durch „Hineinpusten" bestimmt werden kann

**Radikale**

ungesättigte Atomgruppen, die mindestens ein ungepaartes Elektron besitzen und bestrebt sind, sich mit anderen Elektronen zu vereinen – diese werden z.T. aus den Zellwänden herausgelöst und schädigen dadurch die Zellen (Radikalenfänger sind u.a. Vitamine, insbesondere die Vitamine A, C und E)

**Reflexzonentherapie**

Reiztherapie an bestimmten Punkten und Zonen der Körperoberfläche, die sich auf innere Organe und Strukturen auswirkt

| | |
|---|---|
| **Sechs-Phasen-Tabelle** | Die Homotoxikologie teilt die Giftabwehr-reaktion des Körpers (die Schwere der Erkrankung) in sechs Phasen ein. In den ersten drei Phasen hat der Körper dabei noch die Möglichkeit, mit Hilfe leichter therapeutischer Unterstützung aus eigener Kraft wieder zu gesunden. Die folgenden drei Phasen sind Ausdruck einer zuneh-menden Zellschädigung durch die Gift-stoffe. In diesen Phasen, die von den vorhergehenden durch den so genannten biologischen Schnitt getrennt werden, ist meist eine tief greifendere therapeutische Unterstützung erforderlich, um eine weit-gehende Gesundung zu erzielen. |
| **Toxine** | Giftstoffe, die von Tieren, Pflanzen oder Mikroben ausgeschieden werden |
| **Vikariation** | lat. = stellvertretend, im Sinne Reckwegs die „Wanderung" einer Krankheit/Störung zwischen verschiedenen Organen und Phasenstufen (Sechs-Phasen-Tabelle) |

# 16  Weiterführende Literatur

Ammerschläger H.
*Stoffwechsel o.k. – Gesundheit o.k.*
Baden-Baden: Aurelia 1998

Angehrn W, Perrin L-E, Kraemer R.
*Wir haben ein Asthma-Kind*
München: Kösel 1987

Bauer G.
*Gesunde Haut mit Homöopathie*
Baden-Baden: Aurelia 1999

Fabriek A.
*Akupunktur in der Allergiebehandlung*
Stuttgart: Hippokrates 1999

Fessel J.
*Allergie-Kochbuch*
Aarau: AT 1994

Friedrich S, Friebel V.
*Entspannung für Kinder*
Reinbek: Rowohlt 1989

Gertis KA, Schmitz M.
*Allergenarm bauen, gesünder wohnen*
Stuttgart: Deutsche Verlags-Anstalt 1994

Kelm-Kahl I.
*Mein Kind hat Asthma*
Reinbek: Rowohlt 1998

Köster W.
*Kranke Kinder homöopathisch heilen*
Reinbek: Rowohlt 1996

Lanninger-Bolling D.
*Starkes Immunsystem – weniger Infekte*
Baden-Baden: Aurelia 1999

Lauter H, Wallrafen A.
*Sprechstunde Allergien*
München: Gräfe und Unzer 1996

Lecheler J.
*Sprechstunde Asthma*
München: Gräfe und Unzer 1995

Maushagen-Schnaas E, Hofele K.
*Abwechslungsreiche Diät bei Milch- und Hühnereiweiß-Allergie*
Stuttgart: Trias 1999

Moll R, Schain-Emmerich U.
*Allergiekost für Mutter und Kind*
München: Econ 1998

# 17 Patientenvereine und Selbsthilfegruppen

*Arbeitsgemeinschaft Allergiekrankes Kind e.V.*
Nassaustraße 32, 35745 Herborn
Telefon: (0 27 72) 9 28 70
Telefax: (0 27 72) 92 87 48
Internet: http://www.aak.de
E-Mail: aak-ev@t-online.de

*Arbeitsgemeinschaft Asthmaschulung im Kindesalter*
*Kinderhospital Osnabrück*
Iburger Straße 187, 49082 Osnabrück
Telefon: (05 41) 5 60 20
Telefax: (05 41) 5 60 21 07
Internet: http://www.asthmaschulung.de

*Arbeitsgemeinschaft Lungensport in Deutschland*
Wormser Straße 81, 55276 Oppenheim
Telefon: (0 61 33) 20 21
Telefax: (0 61 33) 20 24
E-Mail: PCM@pharmedico.de

*Asthmatiker - und Allergiker-Sportgruppe*
Lindenstraße 26, 76829 Landau
Telefon: (0 63 41) 5 19 08
Telefax: (0 63 41) 8 46 17

*Deutsche Atemwegsliga e.V.*
Burgstraße 12, 33175 Bad Lippspringe
Telefon: (0 52 52) 93 36 15

*Deutsche Emphysemgruppe e.V.*
Ringstraße 17, 53474 Heimersheim
Telefon: (0 26 41) 7 94 59

*Deutsche Selbsthilfegruppe für Sauerstoff-Langzeit-Therapie*
Brunnhuberstraße 23, 83512 Wasserburg
Telefon: (0 80 71) 26 34 46
Telefax: (0 80 71) 9 55 08

*Deutscher Allergie- und Asthmabund e.V.*
Hindenburgstraße 110, 41061 Mönchengladbach
Telefon: (0 21 61) 81 49 40
Telefax: (0 21 61) 8 14 94 30
E-Mail: info@daab.de

*Interessengemeinschaft Homotoxikologie und Gesundheit*
Bahnackerstraße 16, 76532 Baden-Baden
Telefon: (0 72 21) 6 32 59
Telefax: (0 72 21) 6 00 62
E-Mail: info@ihg.org

# Starkes Immunsystem – weniger Infekte

Ein Infekt ist ein erstes Signal für eine Abwehrstörung. Die gute Nachricht dabei ist: Die Selbstheilungskräfte sind noch intakt. Gerade dann sind homöopathische und Antihomotoxische Arzneimittel ideal geeignet – sie fördern die rasche Besserung akuter Infekte und verbessern langfristig die Widerstandskraft des Organismus.

**Dr. med. Dagmar Lanninger-Bolling
1. Auflage 1999,
127 Seiten, 29 Abbildungen,
18 Tabellen, broschiert
DM 19,80 / sfr 19,– /
öS 145,–
ISBN 3–922907–74–1**

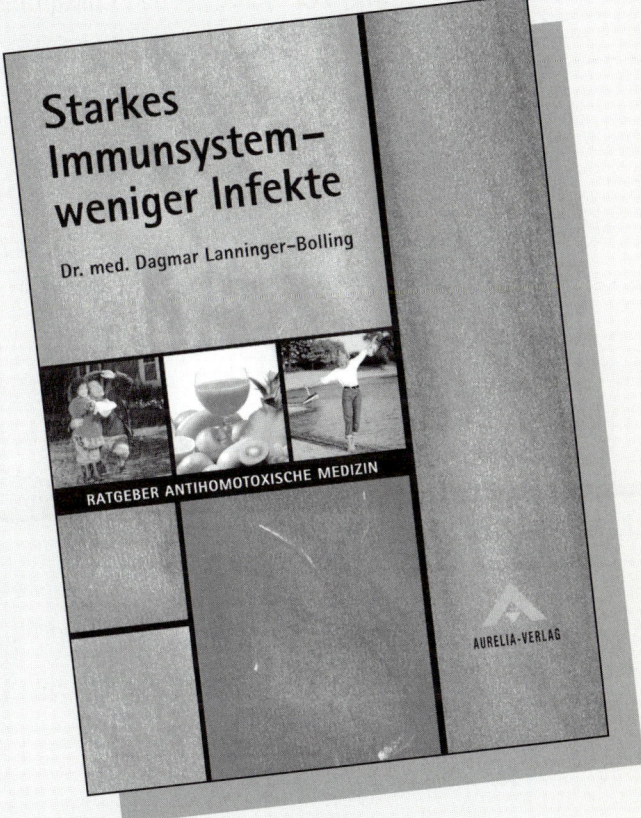

Aurelia-Verlag GmbH
Postfach 10 00 45 • D-76481 Baden-Baden
Telefon 0 72 21 / 50 11 67 • Telefax 0 72 21 / 50 14 20
E-Mail: info@aurelia-verlag.de
Internet: http://www.aurelia-verlag.de

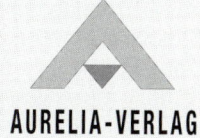

AURELIA-VERLAG

# Gesunde Haut
# mit Homöopathie

Wer sich „in seiner Haut"
so richtig wohl fühlt, dem
sieht man es auch an.
Leider ist eine gesunde
Haut nicht immer selbstverständlich. Zur Behandlung
von Hautveränderungen
gibt es jedoch wirkungsvolle
homöopathische und
Antihomotoxische Arznei-
mittel. Darüber hinaus hat
der Autor homöopathische
Kosmetiktipps und eine
Erste-Hilfe-Anleitung bei
Hautverletzungen zusam-
mengestellt.

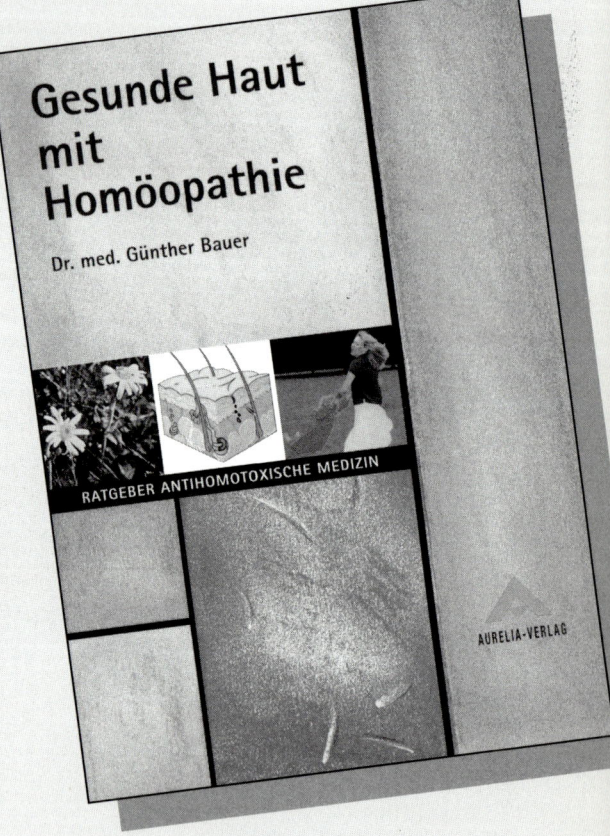

**Dr. med. Günther Bauer**
**1. Auflage 1999, 136 Seiten,**
**26 Abbildungen,**
**11 Tabellen, broschiert**
**DM 19,80 / sfr 19,– /**
**öS 145,–**
**ISBN 3–922907–68–7**

Aurelia-Verlag GmbH
Postfach 10 00 45 • D-76481 Baden-Baden
Telefon 0 72 21 / 50 11 67 • Telefax 0 72 21 / 50 14 20
E-Mail: info@aurelia-verlag.de
Internet: http://www.aurelia-verlag.de

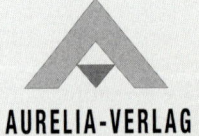

AURELIA-VERLAG